海外館藏中醫古籍珍善本輯存（第一編）

第七册

劉金柱　羅　彬　主編

儒門事親（一）

廣陵書社

醫經醫理類

儒門事親（一）

卷一—九

〔金〕張戴人先生 著

洛陽松下睡鶴堂藏板

金張戴人先生著

儒門事親

洛陽松下睡鶴堂藏板

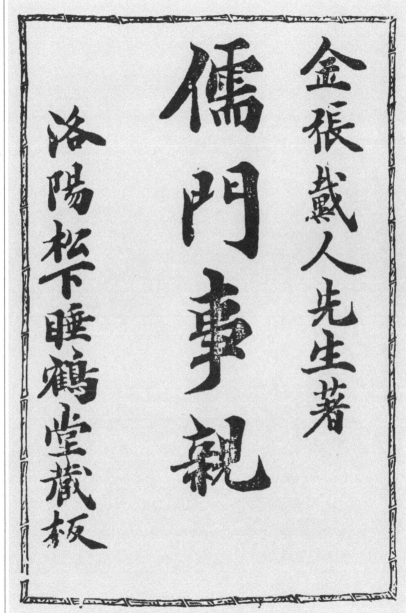

新鐫儒門事親叙

一氣之块然乎太虚之間也。氤氲摩盪以生生萬物。而其稟之駁者。爲禽獸。爲艸木。粹者爲人。而其粹者。亦有厚薄强弱之不同。加之。六氣沴乎外。七情侵乎内。而諸疾生焉。有寒有熱。有表有裏。千狀萬證。不可具述而要之。不過虛實二者之間焉。故經曰。虛則補。實則瀉。嗚呼。虛實者。診病之標的。而補瀉者。施治之大要也哉。長沙以還。明哲輩出。家擅專門。人立異見。諸說旁午。多岐亾羊。至君張戴人薛立齋之學之術。可謂百世之宗師矣。而究其設施之方。則戴人偏於瀉。而立齋偏於補。既有所偏。則不能無弊。苟不能無弊。則又不可無辨焉。予竊謂二君之術。一補一瀉。雖有不同。而各極其至。庶乎聖之功。亦莫以加焉。然天下之病。未必盡實。則其偏於瀉也。吾恐虛者之反受其害也。未必盡虛。則其偏於補也。吾恐實者之亦反受其害也。一得一失。明於此而暗於彼。此豈斯道之大成哉。若長沙則不然。可以補則補。而不偏於補。可以瀉則瀉。而不偏於瀉。虛實隨證。補瀉應機。嗚呼。亦可謂大成矣。擬諸古之聖賢。二君之於長沙。猶夷惠之於孔子也。蓋補瀉之不可偏廢。猶裘葛之不可一施也。而今不覈虛與實。而致補瀉之各偏。猶不審冬夏之異候。而欲偏裘葛之御也。豈其理也哉。故曰。少陰病。下利清穀裏寒外熱者。通脉四逆湯主之。又曰。少陰病。自利清水色純青者。宜大承氣湯。補瀉不可偏廢也。可見矣。方今之世。好補而惡瀉。喜溫而畏寒。大黃芒硝。視如蛇蠍。乾薑附子。甘如飴蜜。遇硝黃奏效。則曰此惟取一時之快。後必致寒中之患。薑附鎔投。則曰薑附猶不驗。歸之於命。蓋亦不思之甚也。故凡治療之書。偏於補者。盛行于世。而梨棗日廣。至于藏人此書傳誦甚罕。予竊恐童蒙學醫者。呫嗶偏補之書。而不講實瀉之方。則虛虛實實。其弊將有不可勝言者。乃鳩工壽梓。以廣其傳。惟冀此書與立齋之書。並行于世。可以瀉則師戴人。可以補則師立齋。無致補瀉之偏勝。使斯民同躋于仁壽之域

矣

正德辛卯八月望日渡邊榮元安甫書于

洛陽松下睡鶴軒

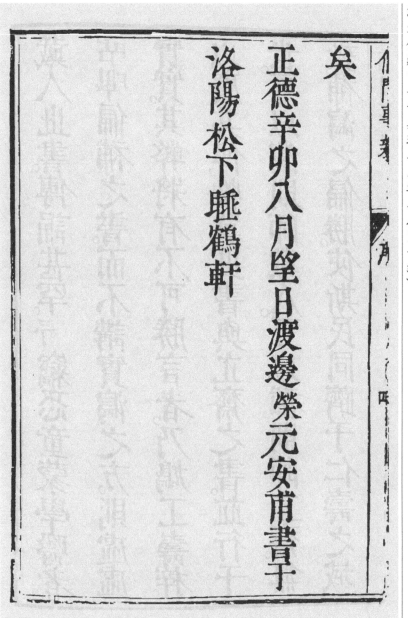

重刊儒門事親序

是書也戴人張子和專爲事親者著論議淵微調攝有法其術與東垣丹溪並傳名書之義蓋以醫家與旨非儒不能明藥品酒食非孝不能備也故曰爲人子者不可不知醫子幼失怙慈親在堂踰七望八滌髓既其未嘗不防以藥物每慮當有所饋委之時醫恐爲盡道之累將欲遍閱方書諸家著述繁雜竊爲是皇皇者數載矣近得是書如獲寶璐執是以証何慮臆說之能惑惜其板久失傳本多豕亥之訛因付儒醫聞忠較討鋟梓與世之事親者共云

嘉靖辛丑三月戊子復元道人邵輔序

儒門事親序畢

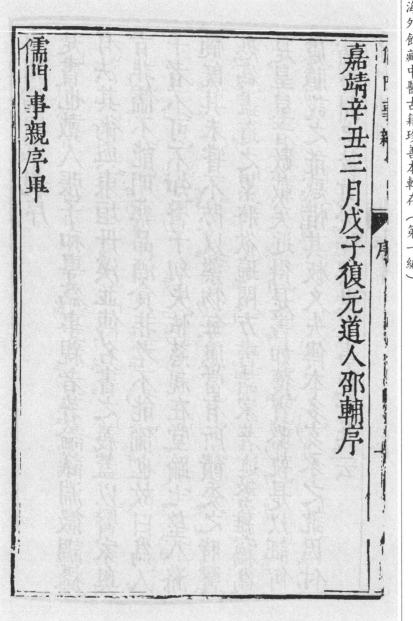

儒門事親後序　跋

醫道之大尚矣其上醫國其下醫人而身之所繫抑豈小哉觀抱樸子之金匱肘後其用心以亦精矣功亦溥矣久矣邵君柏崖以玉牒之親存以手天下後世乃以是書貴命愚機之壽諸梓以廣其傳功豈在抱樸子下哉愚不學恐成後人之誚幸栢崖之去然日夜是懼不敢語盡以力至於根徹鄙與剿謬辯非尚俟後之君子

嘉靖十九年歲次庚子孟冬朔日錢唐者相聞忠機于南圃陋室中

後序畢

儒門事親論方目錄

卷之一

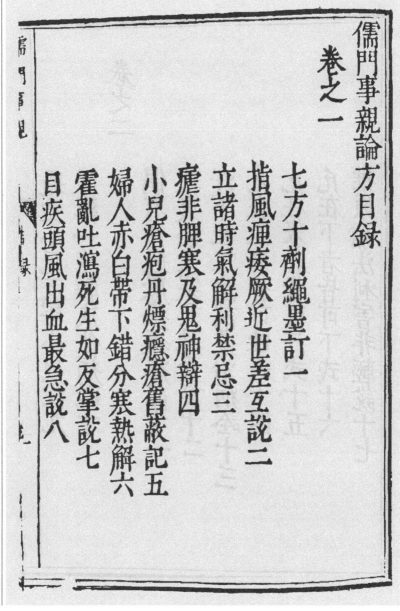

卷之二

卷之三

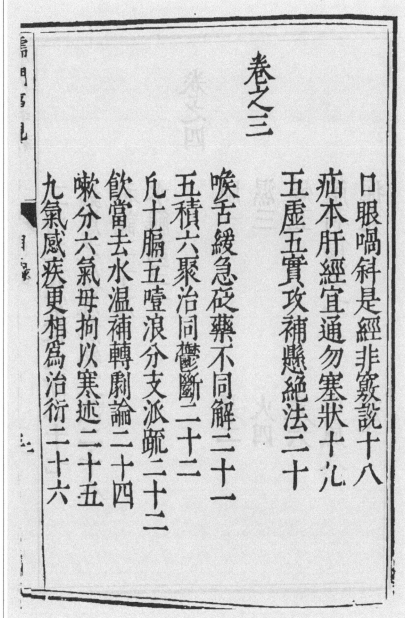

卷之四

卷之五

卷之六

十形三療目録

風形

暑形

火形

熱形

濕形

寒形

内傷形

外傷形

卷之八

內積形

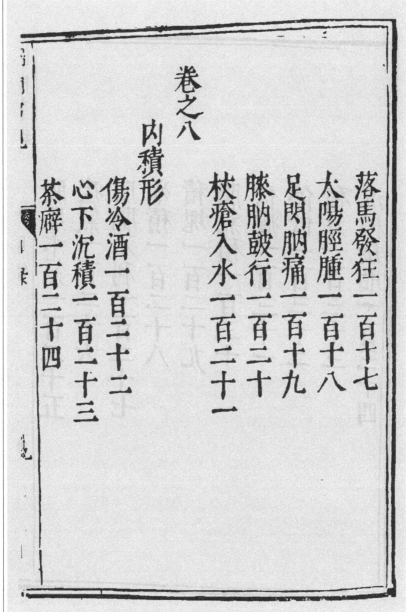

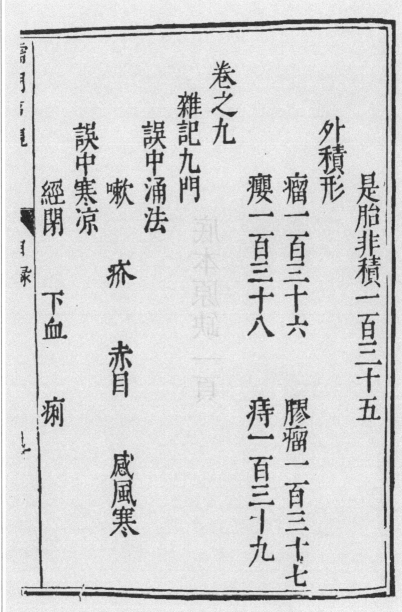

底本原缺一頁

底本原缺一頁

卷之十一

治法雜論

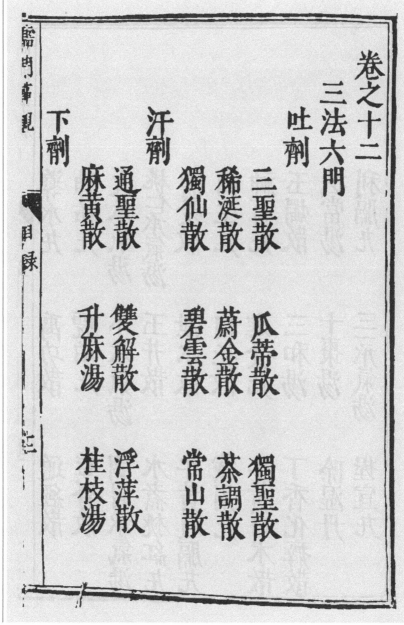

導水丸　禹功散　通經散
神祐丸　琥珀丸　益腎散
大承氣湯　小承氣湯　調胃承氣湯
桃仁承氣湯　玉井散　水煑桃紅丸
無憂散　泄水散　牛黃通膈丸
四生丸　內托散　藏用丸
神芎丸　進食丸　牛黃白朮散
玉燭散　三和湯　丁香化癖散
抵當湯　十棗湯　除濕丹
利膈丸　三一承氣湯　握宣丸

火門

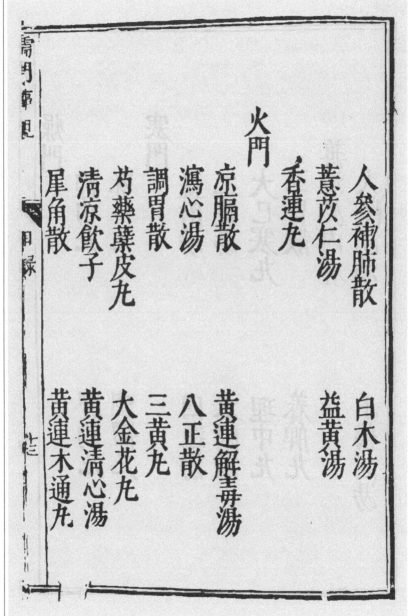

燥門

神功丸　脾約丸

麻仁丸　潤體丸

寒門

薑附湯　四逆湯

二薑湯　朮附湯

大巳寒丸　理中丸

平胃散　養脾丸

兼治於內者

大柴胡湯　小柴胡湯

柴胡飲子　防風當歸飲子

白术湯

燕治於外者

桂苓湯　麻黄湯

升麻湯　五積散

青金散

獨治於内者

陷胸湯　大黄丸

備急丸　枳殼丸

蓮殼散　木香檳榔丸

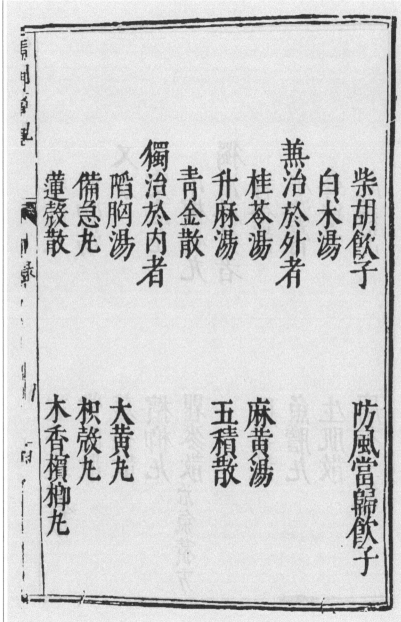

獨治於外者

人參化癭丹　通氣丸

又方　消毒散

煮肝散　枯瘤散

小黃膏　刀箭藥

木香檳榔散　陽起石散

鉛白霜散　雄黃散

化斑湯

調治

無比山藥丸　當歸丸

香薷湯　石葦散

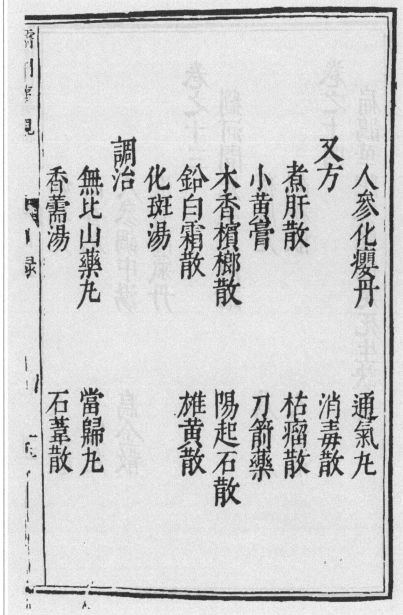

病機

卷之十五

世傳神效諸方目録

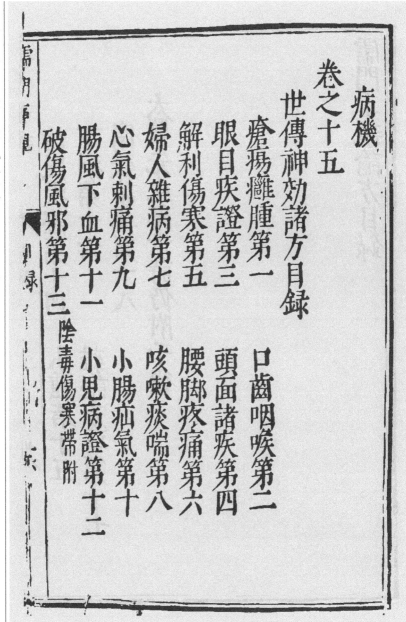

儒門事親論方目錄

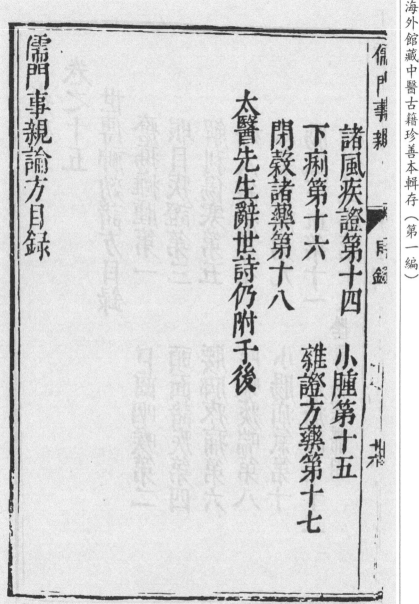

儒門事親卷之一

戴人張子和著
新安吳勉學校

七方十劑繩墨訂一

方有七劑有十舊矣雖有説者辯其名而已敢申昔人已死之意而爲之訂夫方者猶方術之謂也易曰方以類聚是藥之爲方類聚之義也或曰方謂五方也其用藥也各據其方如東方瀕海鹵斥而爲癰瘍西方陵居華食而多頑腫贅癭南方瘴霧卑濕而多痺疝北方乳食而多藏寒滿病中州食雜而多九疸

食癆中滿留飲吐酸腹脹之病蓋中州之地土之象也故脾胃之病最多其食味居處情性壽夭兼四方而有之其用藥也亦雜諸方而療之如東方之藻帶南方之丁木西方之薑附北方之參苓中州之麻黃遠志莫不輻輳而參尚故方不七不足以盡方之變劑不十不足以盡劑之用劑者和也方者合也故方如庖之合劑猶羹之和也方不對病則非方劑不蠲疾則非劑也七方者大小緩急奇偶復也十劑者宣通補瀉輕重滑澀燥濕也

夫大方之說有二有君一臣三佐九之大方有分兩

大而頓服之大方蓋治肝及在下而遠者宜頓服而數少之大方病有兼證而邪不專不可以一二味治者宜君一臣三佐九之大方王太僕以人之身三折之上爲近下爲遠近爲心肺遠爲腎肝中爲脾胃胞膻膽亦有遠近以予觀之身半以上其氣三天之分也身半以下其氣三地之分也中脘人之分也又手之三陰陽亦天也其氣高足之三陰陽亦地也其氣下戊巳之陰陽亦人也其氣猶中州故肝之三服可併心之七服腎之二服可併肺之七服也

小方之說亦有君二臣一之小方有分兩微而

頻服之小方蓋治心肺及在上而近者宜分兩微而少服而頻之小方徐徐而呷之是也病無兼證邪氣專可一二味而治者宜君一臣二之小方故腎之二服可分爲肺之九服及肝之三服也

緩方之說有五有甘以緩之之緩方糖蜜棗葵甘草之屬是也蓋病在胸膈取甘能戀也有丸以緩之之緩方蓋丸之比湯散其氣力宜行遲故也有品件群衆之緩方蓋藥味衆則各不得騁其性也如萬病丸七八十味遞相拘制也有無毒治病之緩方蓋性無毒則功自緩矣有氣味薄藥之緩方蓋藥氣味薄則

長於補上治上比至其下藥力已衰故補上治上制之以緩緩則氣味薄也故王太僕云治上補上方若迅急則上不任而迫走於下制緩方而氣味厚則勢與急同

急方之說有五有急病急攻之急方如心腹暴痛兩陰溲便閉塞不通借備急丹以攻之此藥用不宜恒蓋病不容俟也又如中風牙關緊急漿粥不入用急風散之屬亦是也有湯散蕩滌之急方蓋湯散之比先下咽易散而施用速也有藥性有毒之急方蓋有毒之藥能上涌下泄可以奪病之大勢也有氣味厚

藥之急方藥之氣味厚者直趣於下而氣力不衰也故王太僕云治下補下方之緩慢則滋道路而力又微制急方而氣味薄則力與緩等

奇方之說有二有古之單方之奇方獨用一物是也病在上而近者宜奇方也有數合陽數之奇方謂一三五七九皆陽之數也以藥味之數皆單也君一臣三君三臣五亦合陽之數也故奇方宜下不宜汗

偶方之說有三有兩味相配之偶方有古之復方之偶方蓋方之相合者是也病在下而遠者宜偶方也有數合陰陽之偶方謂二四六八十也皆陰之數也

君二臣四君四臣六亦合陰之數也故偶方宜汗不
宜下
復方之説有二一方有二方三方相合之復方如桂枝
越婢一湯如調胃承氣湯方芒硝甘草大黄外參以
連翹薄荷黄芩梔子以爲凉膈散是本方之外别加
餘味者皆是也有分兩均劑之復方如胃風湯各等
分是也以内經考之其奇偶四則反以味數奇者爲
奇方味數偶者爲偶方下復云汗者不以奇下者不
以偶及觀仲景之制方桂枝湯汗藥也反以三味爲
奇大承氣湯下藥也反以四味爲偶何也豈臨事制

宜復有增損者乎攷其大旨王太僕所謂汗藥如不以偶則氣不足以外發下藥如不以奇則藥毒攻而致過必如此言是奇則單行偶則併行之謂也急者下本易行故宜單汗或難出故宜併蓋単行則力孤而微併行則力齊而大此王太僕之意也然太僕又以奇方爲古之単方偶爲復方今此七方之中已有偶又有復者何也豈有偶方者二方相合之謂也復方者二方四方相合之方歟不然何以偶方之外又有復方者歟此復字非重複之復乃反復之復何以言之蓋内經既言奇偶之方不言又有重復之方惟

云竒之不去則偶之是爲重方重方者即復方也下
又云偶之不去則反佐以取之所謂寒熱溫涼反從
其病也由是言之復之爲方反復亦不遠内經之意
也所謂宣劑者俚人皆以宣爲瀉劑抑不知十劑之
中已有瀉劑又有言宣爲通者抑不知十劑之中已
有通劑舉世皆曰春宜宣以爲下奪之藥抑不知仲
景曰大法春宜吐以春則人病在頭故也况十劑之
中獨不見通劑豈非宣劑即所謂通劑者乎内經曰
高者因而越之木鬱則達之宣者升而上也以君召
臣曰宣義或同此傷寒邪氣在上宜瓜蒂散頭痛葱

根苴豉湯傷寒懊憹宜梔子苴豉湯精神昏憒宜梔子厚朴湯自瓜蒂以下皆湧劑也乃仲景不傳之妙今人皆作平劑用之未有發其秘者予因發之然則爲湧明矣故風癇中風胸中諸實痰飲寒結胸中熱蔚化上上而不下久則嗽喘滿脹水腫之病生焉非宣劑莫能愈也

所謂通劑者流通之謂也前後不得溲便宜木通海金沙大黃琥珀八正散之屬裏急後重數至圊而不便宜通因通用雖通與瀉相類大率通爲輕而瀉爲重也凡痺麻蔚滯經隧不流非通劑莫能愈也

所謂補劑者補其不足也俚人皆知山藥丸鹿茸丸之補劑也然此乃衰老下脫之人方宜用之今往往於少年之人用之其舛甚矣古之甘平甘溫苦溫辛溫皆作補劑豈獨硫黃天雄然後爲補哉況五臟各有補瀉肝實瀉心肺虛補腎經曰東方實西方虛瀉南方補北方大率虛有六表虛裏虛上虛下虛陰虛陽虛設陽虛則以乾薑附子陰虛則補以大黃硝石世傳以熱爲補以寒爲瀉訛非一日豈知酸苦甘辛鹹各補其臟內經曰精不足者補之以味善用藥者使病者而進五穀者真得補之道也若大邪未去方

滿方悶心火方實腎水方耗而驟言鹿茸附子庸詎知所謂補劑者乎

所謂瀉劑者泄瀉之謂也諸痛爲實痛隨利減經曰實則瀉之實則散而瀉之中滿者瀉之於內大黃牽牛甘遂巴豆之屬皆瀉劑也惟巴豆不可不慎焉蓋巴豆其性燥熱毒不去變生他疾縱不得已而用之必以他藥制其毒蓋百千證中或可一二用之非有暴急之疾大黃牽牛甘遂芒硝足矣今人往往以巴豆熱而不畏以大黃寒而反畏庸詎知所謂瀉劑者哉

所謂輕劑者風寒之邪始客皮膚頭痛身熱宜輕劑消風散升麻葛根之屬也故內經曰因其輕而揚之發揚所謂解表也疥癬痤痱宜解表汗以泄之毒以薰之皆輕劑也故桂枝麻黃防風之流亦然設傷寒冒風頭痛身熱三日內用雙解散及嚏藥解表出汗皆輕劑之云耳所謂重劑者鎮縋之謂也其藥則朱砂水銀沉香水石黃丹之倫以其體重故也久病咳嗽涎潮于上咽喉不利形羸不可峻攻以此縋之故內經曰重者因而減之貴其漸也

所謂滑劑者周禮曰滑以養竅大便燥結小便淋澁

皆宜滑劑燥結者其麻仁郁李之類乎淋澁者其葵子滑石之類乎前後不通者前後兩陰俱閉也此名曰三焦約也約猶束也先以滑劑潤養其燥然後攻之則無失矣

所謂澁劑者寢汗不禁澁以麻黃根防已滑泄不已澁以荳蔻枯白礬木賊烏魚骨罌粟殼凡酸味亦同乎澁者收斂之意也喘嗽上奔以虀汁烏梅煎寧肺者皆酸澁劑也然此數種當先論其本以攻去其邪不可執一以澁便爲萬全也

所謂燥劑者積寒久冷食已不飢吐利腥穢屈伸不

便上下所出水液澄徹清冷此爲大寒之故宜用乾薑良薑附子胡椒輩以燥之非積寒之病不可用也若久服則變血溢血泄大枯大涸溲便癃閟聾瞽痿弱之疾設有久服而此疾不作者愼勿執以爲是蓋疾不作者或一二誤死者百千也若病濕者則白朮陳皮木香防已蒼朮等皆能除濕亦燥之平劑也若黃連黃蘗梔子大黃其味皆苦苦屬火皆能燥濕此內經之本旨也而世相違久矣嗚呼豈獨薑附之儔方爲燥劑乎

所謂濕劑者潤濕之謂也雖與滑相類其間少有不

同內經曰辛以潤之蓋辛能走氣能化液故也若夫硝性雖鹹本屬真陰之水誠濡枯之上藥也人有枯涸皴揭之病非獨金化爲然蓋有火以乘之非濕劑莫能愈也

指風痺痿厥近世差玄說二

風痺痿厥四論內經言之詳矣今余又爲之說不亦贅乎曰非贅也爲近世不讀內經者指其差玄也夫風痺痿厥四證本自不同而近世不能辨一槩作風冷治之下虛補之此所以曠日彌年而不愈者也夫四末之疾動而或勁者爲風不仁或痛者爲痺弱而

下用者爲痿逆而寒熱者爲厥此其狀未嘗同也故其本源又復大異風者必風熱相兼痺者必風濕寒相合痿者必火乘金厥者或寒或熱皆從下起今之治者不察其源見其手足嚲曳便謂之風然左傳謂風淫末疾豈不知風暑燥濕火寒六氣皆能爲四末之疾也哉敢詳條于左有意於救物者試擇焉可也

夫風之爲狀善行而數變內經曰諸風掉眩皆屬肝木掉搖眩運非風木之象乎紆曲勁直非風木之象乎手足掣顫斜目喎口筋急攣搐瘈瘲驚癇發作無時角弓反張甚則吐沫或泣或歌喜怒失常頓僵暴

作昏不知人茲又非風木之象乎故善行而數變者皆是厥陰肝之用也夫肝木所以自甚而至此者非獨風爲然蓋肺金爲心火所制不能勝木故也此病之作多發於每年十二月大寒中氣之後及三月四月之交九月十月之交何以言之大寒中氣之後厥陰爲主氣巳亥之月亦屬厥陰用事之月皆風生之時也故三月四月之交多疾風暴雨振拉摧拔其化爲冰雹九月十月之交多落木發屋之變故風木鬱極甚者必待此三時而作凡風病之人其脉狀如弓弦而有力豈敢以熱藥投之更增其勢哉今人論方

者偶得一方問曾獲效執以爲能著灸施鍼豈由痁者巧談病人使從已法不問品味剛柔君臣輕重何藏何輕何部何氣凡見風證偏枯口眼喎斜涎潮昏憒便服靈寶至寶清心續命等藥豈知清心之雜以蕳桂靈寶之亂以起石硫黃小續命湯藏以附子惟夫至寶其性尚溫經曰風淫於内治以辛凉如之何以金石大熱之藥以治風耶有以熱治熱者一之爲甚其可再乎故今之劉河間自制防風通聖散搜風丸之類程參政祛風丸換骨丹用之者獲效者多矣而謗議百出以誣其實余嘗見内經氣交變論中言

五鬱之法鬱極則爲病況風病之作倉卒之變生嘗治驚風癇病屢用汗下吐三法隨治隨愈内經中明有此法五鬱中木鬱達之者吐之令其條達也汗者是風隨汗出也下者是推陳致新也此爲汗下吐三法也愈此風病莫知其數如之何廢而不用也余恐來者侮此法故表而出之昔項關完顏氏風病搐先右臂并右足約搐六七十數良久左臂并左足亦搐六七十數不瘥兩目直視昏憒不識人幾月餘求治于余先逐其寒痰三四升次用導水禹功丸散泄二十餘行次服通聖散辛凉之劑不數日而瘥故書此

以證之

夫痹之爲狀，麻木不仁，以風濕寒三氣合而成之。故內經曰：風氣勝者爲行痹，風則陽受之，故其痹行，旦劇而夜靜，世俗莫知，反呼爲走注疼痛、虎咬之疾；寒氣勝者爲痛痹，寒則陰受之，故其痹痛，旦靜而夜劇，世俗不知，反呼爲鬼忤；濕氣勝者爲著痹，濕勝則筋脉皮肉受之，故其痹著而不去，肌肉削而著骨，世俗不知，反呼爲偏枯。此疾之作，多在四時陰雨之時，及三月九月太陽寒水用事之月，故草枯水寒爲甚。或瀕水之地，勞力之人，辛苦失度，觸冒風雨，寢處津濕痺從外入況五方七地寒暑殊氣剛柔異稟飲食起居莫不相戾故所受之邪各有淺深或痛或不痛或仁或不仁或筋屈而不能伸或引而不縮寒則蟲行熱則縱緩不相亂也皮痺不已而成肉痺肉痺不已而成脉痺脉痺不已而成筋痺筋痺不已而成骨痺久而不已内舍其合若臟腑俱病雖有智者不能善圖也凡病痺之人其脉沉澁今人論方者見諸痺證遽作脚氣治之豈知内經中本無脚氣之說或曰諸方亦有脚氣統論又有脚氣方藥若止取素問則諸方皆非耶曰痺病以濕熱爲源風寒爲兼三氣合而

爲痺來何治此者不問經絡不分臟腑不辯表裏便
作寒濕脚氣烏之附之乳之沒之種種燥熱攻之中
脘灸之臍下燒之三里火之蒸之熨之湯之炕之以
至便旋澁滯前後俱閟虛燥轉甚肌膚日削食飲不
入邪氣外侵雖遇扁華亦難措手若此者何哉胸膈
間有寒痰之故也痺病本不死死者醫之誤也雖亦
用蒸之法必先涌去其寒痰然後諸法皆效内經曰
五臟有俞穴六腑有合穴循脉之本分各有所發之
源以砭石補之則痺病瘳此其内經中明白具載如
之何不讀也陳下酒監魏德新因赴冬選犯寒而行

真氣元衰加之坐卧冷濕食飲失節以冬遇此遂作骨痺骨屬腎也腰之高骨壞而不用兩胯似折面黑如炭前後廉痛痿厥嗜卧徧問諸醫皆作腎虛治之余先以玲瓏竈熨蒸數日次以苦劑上涌訖寒痰三二升下虛上實明可見矣次以淡劑使白术除脾濕令茯苓養腎水青官桂伐風木寒氣偏勝則加薑附否則不加又刺腎俞太谿二穴二日一刺前後一月平復如故僕嘗用治傷寒汗下吐三法移爲治風痺痿厥之法愈者多矣

痿之爲狀兩足痿弱不能行用由腎水不能勝心火

心火上爍肺金肺金受火制六葉皆焦皮毛虛弱急而薄著則生痿躄躄者足不能伸而行也腎水者乃肺金之子也今腎水衰少隨火上炎腎主兩足故骨髓衰竭由使内太過而致然至真要大論云諸痿喘嘔皆屬於上上者上焦也三焦者手少陽相火也痿喘嘔三病皆在膈上屬肺金之部分也故肌痺傳爲脉痿濕痺不仁傳爲肉痿髓竭足躄傳爲骨痿房室太過爲筋痿傳爲白淫大抵痿之爲病皆因客熱而成好以貪色強力過極漸成痿疾故痿躄屬肺脉痿屬心筋痿屬肝肉痿屬脾骨痿屬腎總因肺受火熱葉

焦之故相傳於四臟痿病成矣直斷曰痿病無寒故
痿之作也五月六月七月皆其時也午者少陰君火
之位未者濕土庚金伏火之地申者少陽相火之分
故痿發此三月之內以爲熱也故病痿之人其脈浮
而大今之行藥者凡見脚膝痿弱難於行步或一足
不伸便作寒濕脚氣治之驟用烏附乳沒自然銅威
靈仙之類燔針艾火湯煮袋蒸痿弱轉加如此而死
豈亦天乎夫治痿與治痺其治頗異風寒濕痺猶可
蒸湯灸燔時或一効惟痿用之轉甚者何也蓋以痿
肺熱爲本葉焦而成痿以此傳於五臟豈有寒者歟

若痿作寒治是不刃而殺之也夫痿病不死死者用藥之誤也陳下一武弁宋子玉因駐軍息城五六月間暴得痿病腰胯兩足皆不任用躄而不行求治于予察其兩手脉俱滑之而有力予憑內經火淫于內治以鹹寒以鹽水越其膈間寒熱宿痰新者爲熱舊者爲寒或宿食宿飲在上脘者皆可涌之宿痰既盡因而下之節次數十行覺神志日清飲食日美兩足漸舉脚膝漸伸心降腎升便繼以黃連解毒湯加當歸等藥及瀉心湯涼膈散柴胡飲子大作劑煎時時呷之經曰治心肺之病最近用藥劑不厭頻而少治

腎肝之病最遲用藥劑不厭頓而多此法人皆恠之然余治痿尋常用之如拾遺物予若以此誑人其如獲罪於天何此宋子玉之證所以不得不書也且示信於來世故內經謂治痿之法獨取陽明經陽明經者胃脉也五臟六腑之海也主潤養宗筋宗筋主束骨束骨在臍下陰毛際上是也又主大利機關機關者身中大關節也以司曲伸是以陽明虛則宗脉縱宗脉縱則大脉不伸兩足痿弱然取陽明者則脉也胃爲水穀之海人之四季以胃氣爲本本固則精化精化則髓充髓充則足能履也陰陽應象論曰形不

足者溫之以氣精不足者補之以味味者五味也五味調和則可補精益氣也五味五穀五菜五果五肉五味貴和不可偏勝又曰恬淡虛無真氣從之精神內守病安從來若用金石草木補之者必久而增氣物化之常氣增而久夭之由也所以久服黃連苦參者而反化爲熱久服熱藥之人可不爲寒心哉余嘗用汗下吐三法治風痺痿厥以其得効者衆其敢誣於後人乎

厥之爲狀手足及膝下或寒或熱也舉世傳脚氣寒濕之病豈知內經中無脚氣之説王大僕亦云本無

脚氣後世廣飾方論而立此名古之方謂厥者即今所謂脚氣者也然厥當分二種次分五臟所謂二種者有寒厥亦有熱厥陽氣衰於下則爲寒厥陰氣衰於下則爲熱厥熱厥爲手足熱也寒厥爲手足寒也陽經起于足指之表陰經起于足心之下陽氣勝足下熱陰氣勝足下寒又曰陽主外而厥在内陰主内而厥在外若此者陰陽之氣逆而上行故也夫春夏則陽多陰少秋冬則陰壯陽衰人或恃賴壯勇縱情嗜慾於秋冬之時則陽奪於内精氣下溢邪氣上行陽氣既衰真精又竭陽不榮養陰氣獨行故手足寒

發爲寒厥也人或醉飽入房氣聚於脾胃主行津液陰氣虛陽氣入則胃不和胃不和則精氣竭精氣竭則四肢不榮酒氣與穀氣相薄則內熱而溺赤氣壯而慓悍腎氣既衰陽氣獨勝故手足熱發而爲熱厥也厥亦有令人腹暴滿不知人者或一二日稍知人者或卒然悶亂無覺知者皆因邪氣亂陽氣逆是少陰腎脉不至也腎氣微少精血奔逸使氣促迫上入胸膈宗氣反結心下陽氣退下熱歸陰股與陰相助令身不仁又五絡皆會於耳中五絡俱絕則令人身脉皆動而形體皆無所知其狀如尸故曰尸厥有涎

如拽鋸聲在喉咽中爲痰厥手足搐搦者爲風厥因醉而得之爲酒厥暴怒而得之爲氣厥骨痛爪枯爲骨厥兩足指攣急屈伸不得爪甲枯結爲臂厥身強直如椽者爲肝厥喘而啘者狂走攀登爲陽明厥皆氣逆之所爲也今人見茲厥者皆謂之毄著掠著此是何等語也非徒其名之謬因其名之謬而乖其實也既言毄著中著掠著必歸之風此清心靈寶至寶又爲先驅矣鼻中嚏藥身上燒火豈知厥之爲病如前所說者耶頃西華季政之病寒厥其妻病熱厥前後十餘年其妻服逍遙十餘劑終無寸効一日命余

診之二人脉皆浮大而無力政之曰吾手足之寒時時漬以熱湯漬而不能止吾婦手足之熱終日以冷水沃而不能已者何也余曰寒熱之厥也此皆得之貪飲食縱嗜慾遂出內經厥論證之政之喜曰內經眞聖書也十餘年之疑今而釋然縱不服藥愈過半矣僕曰熱厥者寒在上也寒厥者熱在上也寒在上者以溫劑補肺金熱在上者以涼劑清心火分處二藥令服之不輟不旬日政之詣門謝曰寒熱之厥皆愈矣其妻當不過數月而有娠何哉陰陽皆和故也凡尸厥痿厥風厥氣厥酒厥可一涌而醒次服降心

火益腎水通血和氣之藥使粥食調養無不瘥者若其餘諸厥倣此行之慎勿當疑似之間便作風氣相去遠矣

立諸時氣解利禁忌式三

春之溫病夏之熱病秋之瘧及痢冬之寒氣及咳嗽皆四時不正之氣也總名之曰傷寒人之勞役辛苦者觸冒此四時風寒暑濕不正之氣遂成此疾人之傷於寒也熱鬱於內淺則發早爲春溫若春不發而重感于暑則夏爲熱病若夏不發而重感于濕則秋變爲瘧痢若秋不發而重感于寒則冬爲傷寒故傷

寒之氣最深然而傷寒及温熱但發必先發熱惡寒頭項痛腰脊強者一日在太陽經故也内經中雖言一日太陽者傳受常也亦有太陽證至了不傳者止可汗之如升麻湯解肌湯逼毒散五積散之類發散則愈也蓋病人熱甚更以辛温則病必轉加今代劉河間先生自製辛涼之劑以通聖益元散相合各五七錢水一中椀入生薑十餘片葱鬚頭二十餘根豆豉一撮同煎至五七沸去滓分作二服先以多半服之頃以釵股於喉中探引盡吐前藥因其涌騰理開發汗出周身復將餘藥温熱而服之仍以酸醋辛

辣糵粥投之可以立愈解利傷寒濕溫熱病治法有
二天下少事之時人多靜逸樂而不勞諸靜屬陰雖
用溫劑解表發汗亦可獲愈及天下多故之時熒惑
失常師旅數興饑饉相繼賦役既多火化大擾屬陽
內火又侵醫者不達時變猶用辛溫茲不近於人情
也止可用劉河間辛涼之劑三日以裏之證十痊八
九予用此藥四十餘年解利傷寒溫熱中暑伏熱莫
知其數非為衒也將以證後人之誤用藥者也予嘗
見世醫用升麻五積解利傷寒溫疫等病往往發狂
譫語衄血泄血喘滿昏瞀懊憹悶亂勞復此數證非

傷寒便有此狀皆由辛溫之劑解之不愈而熱增劇以致然也凡解利傷寒時氣疫疾當先推天地寒暑之理以人參之南陲之地多熱宜辛凉之劑解之朔方之地多寒宜辛溫之劑解之午未之月多暑宜辛凉解之子丑之月多凍宜辛溫解之少壯氣實之人宜辛凉解之老耆氣衰之人宜辛溫解之病人因冒寒食冷而得者宜辛溫解之因役勞冒暑而得者宜辛凉解之病人禀性怒急者可辛凉解之病人禀性和緩者可辛溫解之病人兩手脉浮大者可辛凉解之兩手脉遲緩者可辛溫解之如是之病不可一槩

而用偏熱寒凉及與辛溫皆不知變通者夫地有南北時有寒暑人有老壯脉有浮沉劑有溫凉服有多少不可差互病人禁忌不可不知昔有人春月病瘟三日之内以驢車載百餘里比及下車昏瞀不知人數日而殂又有人飲酒過傷内外感邪頭痛身熱狀如傷寒三四日間以馬馱還家六七十里到家百骨節皆痛昏憒而死此余親覩若此之類不容更述假如瘟病傷寒熱病中暑冒風傷酒愼勿車載馬馱摇撼頓挫大忌夫動者火之化靜者水之化也靜爲陰動爲陽陽爲熱陰爲寒病已内擾又復外擾是爲至

擾禁人之神詎能當之故遠行得疾者宜舟泛牀擡無使外擾故病不致增劇又若傷寒時氣瘟病嘗六七日之間不大便心下堅硬腹脇緊滿止可大小承氣湯下之其腸胃積熱慎勿用巴豆杏仁性熱大毒之藥雖用一二丸下之利五七行必反損陰氣涸枯津液燥熱轉增發黃譫語狂走斑毒血泄悶亂輕者爲勞復重者或至死間有愈者幸矣不可以爲法故傷寒新愈之人慎勿食猪魚雜果釀酒濕麵及沐浴房室事如犯病必再發愛其身者不可不慎又如正二三月人氣在上瘟疫大作必先頭痛或骨節疼與

傷寒時氣冒暑着風濕及中酒之人其狀皆相類慎勿便用巴豆大毒之藥治之元光春京師翰林應奉李屏山得瘟疫證頭痛身熱口乾小便赤澁渴飲醫者便與酒癥丸犯巴豆利十餘行次日頭痛諸病仍存醫者不識復以辛溫之劑解之加之卧於暖炕強食葱醋湯圖獲一汗豈知種種客熱疊發併作目黃斑生潮熱血泄大喘大滿後雖有承氣下之者已無及矣至今議者紛紛終不知熱藥之過往往獨歸罪於承氣湯用承氣湯者不知其病已危猶復用藥學經不明故也良可罪也然議者不歸罪於酒癥丸

者亦可責也夫瘟證在表不可下況巴豆之丸乎巴豆不已況復發以辛溫之劑乎必有仲尼方明治長之非罪微生高之非直終不肯以數年之功苦讀內經但隨衆好惡爲之毀譽若此者皆妄議者也不真知其理遽加毀譽君子之所不取以予論之凡傷寒之氣有六禁初病之時甚似中酒傷食者禁大下之一禁也當汗之時宜詳時之寒暑用衾衣之厚薄禁沐浴之火坑重被熱粥燔針二禁也當汗之時宜詳解脉之遲數用辛凉之劑禁妄用熱藥三禁也當下之時宜審詳證下之藥禁巴豆銀粉丸方四禁也遠

來之病人禁車載馬馱五禁也大汗之後禁葷食嗜慾憂思作勞六禁也故凡有此者宜清房涼榻使不受客熱之邪明窗皓室使易見斑出黃生之變病者喜食涼則從其涼喜食溫則從其溫清之而勿擾休之而勿勞可辛溫則辛溫解之可辛涼則辛涼解之所察甚微無拘彼此欲水之人慎勿禁水但飲之後頻與按摩其腹則心下自動若按摩其中脘久則必痛病人獲痛復若有水結則不敢按矣止當禁而不禁者輕則危重則死不當禁而禁者亦然今之士大夫多爲俗論先錮其心雖有正論不得而入參苦陸

象先嘗云天下本無事庸人擾之爲煩耳余亦曰正氣本亂庸醫擾之爲劇耳

瘧非脾寒及鬼神辯四

夫瘧猶酷瘧之瘧也以夏傷酷暑而成痎瘧也又有瘠瘧連歲不已此肝經肥氣之積也多在左脇之下狀如覆杯是爲瘠瘧猶瘠也久而不已令人瘦也內傷既以夏傷於暑而爲瘧何後世之醫者皆以脾寒治之世醫既不知邪熱畜積之深爲寒戰遂爲寒戰所感又不悟邪熱入而後出於表發爲燥渴遂爲交爭所惑相傳以薑附硫黄平胃異攻散交解飲子治

之百千之中幸其一効執以爲是至使父子弟兄相傳及其瘧之甚者則歸之祟怪豈可不大笑耶内經拘於鬼神者不可與言至德何世俗之愚而難化也又或因夏日飲冷過常傷食生硬瓜果梨棗之屬指爲食瘧此又非也豈知内經之論則不然夏傷於暑遇秋之風因勞而汗玄府受風復遇凄滄之水風閉而不出舍於腸胃之外與榮衛並行晝行於陽夜行於陰邪熱淺則連日而作邪熱深則間日而作併入於裏則熱併入於表則寒若此而論了不干於脾後世論藥如此之差互也以時言之治平之時常瘧病

少擾攘之時常瘧病多治平之時雖用砒石辰砂有毒之藥治之亦能取効緣治平之時其民夷靜故雖以熱攻熱亦少後患至於擾攘之時其民勞苦不可遽用大毒大熱之藥若以熱攻熱熱甚則轉為吐血泄血癰疽瘡瘍嘔吐之疾蓋擾攘之時政令煩亂徭役紛冗朝戈暮戟略無少暇內火與外火俱動在侯伯官吏尤甚豈可與夷靜之人同法而治哉余親見泰和六年丙寅征南師旅大舉至明年軍迴是歲瘴癘殺人莫知其數昏瞀懊憹十死八九皆火之化也次歲瘧病大作侯王官吏上下皆病輕者旬月甚者

邇年夫富貴之人勞心役智不可驟用砒石大毒之藥止宜先以白虎湯加人參小柴胡湯五苓散之類頻服立解或不愈者可服神祐丸減用神芎等甚者可大小承氣湯下之五七行或十餘行峻泄夏月積熱暑毒之氣此藥雖泄而無損於臟腑乃所以安臟腑也次以桂苓甘露散石膏知母湯大小柴胡湯人參柴胡飲子量虛實加減而用之此藥皆能治寒熱往來日晡發作與治傷寒其法頗同更不愈者以常山散吐之無不愈者余嘗用張長沙汗下吐三法愈瘧極多大忌錯作脾寒用暴熱之藥治之縱有愈者

後必發瘡疽下血之病不死亦危余自先世授以醫方至于今日五十餘年苟不識練豈敢如是決也又嘗觀刺瘧論五十九刺一刺則衰再刺則去三刺則已會陳下有病瘧二年不愈者止服溫熱之劑漸至衰羸命予藥之余見其羸亦不敢便投寒涼之劑乃取內經刺瘧論詳之曰諸瘧不已刺十指間出血正當發時余刺其十指出血血止而寒熱立止咸駭其神余非衒術竊見晚學之人不攷詰典謬說鬼疾妄求符籙祈禱辟匿法外旁尋以致病人遷延危殆瘧病除嵐瘴一二發必死其餘五臟六腑瘧皆不死如

有死者皆方士誤殺之也或曰汝言瘧因於暑者春發之瘧亦傷暑乎余曰此瘧最深何哉暑伏於秋冬而不發至春始發此瘧之深者内經氣交變大論歲火大過炎暑流行金肺受邪啓玄子云火不以德邪害於肺金也故金肺先病以金氣不及故爲病又經曰歲火太過大熱先發故民病瘧少氣欬喘血溢血注下嗌燥耳聾中熱肩背熱上應熒惑星見則山澤燔燎雨乃不降爍石消金涸泉焦草火星大而明見注曰火無德令縱熱害金水復制心故心火自病熒惑見則酷法大故瘧常與酷吏之政並行或酷政行

于先而癘氣應于後或癘氣行於先而酷政應于後昔人有詩云大暑去酷吏此言雖不爲醫設亦於醫巫之旨有以晴相符者也以前人論癘者未嘗及于此故予發之及知聖人立癘之名必有所謂云

小兒瘡疱丹熛癮疹舊蔽記五

兒之在母腹也胞養十月蘊蓄濁惡熱毒之氣非一日及歲年而後發雖至貴與至賤莫不皆然輕者稀少重者稠密皆因胞胎時所感濁惡熱毒之氣有輕重非獨人有此疾凡胎生血氣之屬皆有蘊蓄濁惡熱毒之氣有一二歲而發者有三五歲至七八歲而

作者有年老而發丹標癮疹者亦有傷寒中溫毒而發斑者亦有陽毒發斑者斑有大小色有輕重大者為陰小者為陽均是熱也但色重赤者熱深色輕紅者熱淺凡治者輕者因而揚之重者因而減之內經曰少陽客勝則丹疹外發及為丹標手少陽者三焦少陽相火也啓玄子云是五寅五申之歲即少陽相火司天故也他歲亦有之但內經獨明癮疹者少陽相火之所為也俗呼曰瘖疹傷寒此言却有理為此證時與傷寒相兼而行必先發熱惡寒頭項痛腰脊強從太陽傳至四五日標疹始發先從兩脇下有之

出於脇肋次及身表漸及四肢故凡小兒瘡疱丹熛癮疹皆少陽相火客氣勝也内經曰諸痛痒瘡瘍皆屬心火豈有寒乎故治瘡疱與治傷寒時氣同法初覺頭痛身熱惡寒此小兒初發瘡疱之候也其脉息皆浮大而有力亦與傷寒時氣冒風驚風宿乳一槩難辯宜先解之有二法遇亢陽炎熱之時以辛涼解之遇久寒凝冽之時以辛溫解之辛涼之劑者涼膈通聖之類是也辛溫之劑者升麻葛根之類是也此二法慎勿互用之既用此二法之後次以白虎湯加人參冷服之勿輟蓋防瘡疹發喘喘者必死人參止

喘故也或云立秋之後不宜服白虎湯者非也假如秋深發瘧瘧者中暑而得之白虎大解暑毒既有白虎湯證豈可間以秋冬乎瘡疱癮疹丹熛皆是火之用也是肺金之不及也故曰白虎湯加人參一月不可闕也瘡疱熛疹或出不均大小如荳黍相親見其不齊也相天之寒温以蟬殼燒灰抄半字或一字以淡酒調少許飲之大人以淡酒温調之不半日則均齊如或用百祥圓紫草飲子皆可服之俗以酒醋薰之者適足增其昏瞀耳至六七日疱疹出全可調胃凉膈下之同調理傷寒法或言瘡疹首尾俱不可下

者此水奉議公之言也適足使人戰戰兢兢而不敢
用藥也錢仲陽之用百祥丸其間有大戟豈奉議公
獨不見耶自奉議公斯言一出死者塞路矣子家其
親屬故舊小兒有患瘡疱黑陷腹内喘者余以白虎
湯加人參涼膈散加當歸桔梗連進數服上灌下泄
晝夜不止又使睡臥於寒涼之處以新水灌其面目
手足膿水盡去蓋四肢者諸陽之本也兒方爲瘡疱
外燔沃以寒水使陰氣循經而入達於心肺如醉得
醒是亦開昏破鬱之端也如此救活者豈啻千數夫
瘡疱黑陷喘而滿者十死八九若依此法尚能活其

六七何世醫與病家至今猶未悟也近年予之庄鄰沿蔡河來往之舟常艤於此一日舟師偶見敗蒲一束泝流而下漸迫舟次似聞啼聲而微舟師疑其人也探而出之開視之驚見一兒四五歲許瘡疱周匝密而容隙兩目皎然飢而索食因以粥飽其舟師之妻怒曰自家兒女多瘡疱傳染奈何私料此兒泝蔡河來其流緩必不遠持兒一鞋逆流而上徧河之人皆曰無此兒行且二十里至一村落舟師高唱曰有兒年狀如許不知誰是瘡疱病死棄之河中今復活矣聞酒邸中飲者喧嘩有人出曰我某村某人也

兒四五歲死於瘡疱舟師出其鞋以示之其父泣曰真吾兒也奔走來視驚見兒話大痛流涕拜謝舟師喜抱兒歸今二十餘歲矣此兒本死得水而生伏諗來者瘡疱之疾熱耶寒耶經曰諸痛痒瘡瘍皆屬心火啓玄子注云心寂則痛微心燥則痛甚百端之起皆自心生瘡疱之疾豈有寒歟余承醫學於先人閱病多矣苟誑後人罪將安逃誠如此法則原上之丘以瘡疱而死者皆誤殺人也故療小兒惟錢仲陽書中可採者最多但其方爲閻孝忠所亂有識者宜擇而取之

證婦人帶下赤白錯分寒熱解六

君子非好與昔人辨以要譽也蓋昔人有一誤流爲千百世之禍者苟不證其非雖曰謙讓其如人命何如精選聖惠方二十三卷論婦人赤白帶下云婦人帶下者由勞神過度損動經血致令身虛受於風冷風冷入於脬絡傳其血之所成也又有巢氏內篇四十四卷論任脉爲經之海其任之爲病女子則爲帶下手太陽爲小腸之經也手少陰爲心之經也心爲藏主於裏小腸爲府主於表二經之血在於婦人上爲乳汁下爲月水衝任之所統也衝任之脉既起於

脬以陰陽過度則傷脬絡故風邪乘虚而入於脬中損衝任之經傷太陽少陽之血致令脬絡之間穢與血相兼帶而下冷則多白熱則多赤二家之說皆非也夫治病當先識經絡靈樞十二經中有是動之病有所生之病大經有十二奇經有八脉言十二經之外復有此八道經脉也十二經與八道經脉通身往來經絡共二十道上下流走相貫周環晝夜不息與天同度自手太陰肺經起行陽二十五度行陰亦二十五度復會於手太陰肺經也然此二十道經絡上下周流者止一十九道耳惟帶脉起少腹側季脇之

端乃章門穴是也環身一周無上下之源絡脬而過如束帶之於身難經曰帶之爲病溶溶如坐水中衝任者是經脉之海也循腹脇夾臍傍傳流於氣衝屬於帶脉絡於督脉督脉者起於關元穴任脉者女子在養胎孕之所督脉乃是督領婦人經脉之海也衝任督三脉同起而異行一源而三岐皆絡帶脉衝任督三脉皆統於篡户巡陰器行廷孔溺孔上端衝任督三脉以帶脉束之因餘經上下往來遺熱於帶脉之間熱者血也血積多日不流火則從金之化金曰從革而爲白乗少腹間寃熱白物滑溢隨溲而下綿

綿不絶多不痛也或有痛者則壅礙因壅而成痛也内經曰少腹冤熱溲出白液冤者屈滞也病非本經爲他經冤抑而成此疾也冤一作客客猶寄也遺客熱于少腹久不去從金化而爲白設若赤白痢赤者新積也從心火白者舊積也從肺金故赤白痢不可曲分寒熱止可分新舊而治之假如癰癤始赤血次潰白膿又豈爲寒者哉而病者未信也此今之劉河間常言之矣皆云寒多則白以乾薑赤石脂桃花丸治痢雖愈後必生血疾如白帶下病徑以白芍藥乾薑白帶雖愈則小溲必不利治瀉痢與治帶下皆不

可驟用峻熱之藥燥之燥之則內水涸內水涸則必
煩渴煩渴則小溲不利小溲不利則足腫面浮漸至
不治內經曰思想無窮所願不得意淫于外入房大
甚發爲筋痿淫衍白物如精之狀男子因溲而下女
子綿綿而下左傳曰少男惑長女風落山之象是爲
惑蠱之疾其文三虫同皿曰蠱乃是思慕色慾內生
後飫甚不可便用燥熱之藥攻之漸至形削羸瘦脉
大者必死而不救且赤白痢者是邪熱傳於大腸下
廣腸出赤白也帶下者傳於小腸入脬經下赤白也
據此二證皆可同治濕法治之先以導水禹功瀉訖

次以淡劑降心火益腎水下小溲分水道則自愈矣
項頓丘一婦人病帶下連綿不絕白物或來已三載
矣命予脉之診其兩手脉俱滑大而有力得六七至
常上熱口乾眩運時嘔酢水余知其實有寒痰在胸
中以瓜蒂散吐訖冷痰三二升皆酢水也間如黃涎
狀如爛膠次以漿粥養其胃氣又次用導水禹功以
瀉其下然後以淡劑滲泄之藥利其水道不數日而
愈余實僭內經中所云上有病下取之下有病上取
之又上者下之下者上之然有此法亦不可偏執更
宜詳其虛實而用之故知精選聖惠方帶下風寒之

言與巢氏論中赤熱白寒之說正與難素相違乎非敢妄論先賢恐後學又派不明未免從之而行也如其寡學之人不察病人脉息不究病人經脉妄斷寒熱信用羣方暴熱之藥一旦有失雖悔何追嗚呼人命一失其復能生乎赤白痢與赤白帶下皆不死乎內經惟腸澼便血血溫身熱者死赤白帶下白液白物蠱病腎消皆不能死人有死者藥之誤也

霍亂吐瀉死生如反掌說七

巢氏先賢也固不當非然其說有誤者人命所係不可不辯也今之醫者家置本以為繩墨嗚呼何今之人

人信巢氏而不信素問也此予不得不爲之說且巢
氏論霍亂吐瀉皆由溫凉不調陰陽清濁二氣相干
致腸胃之間變而爲霍亂寒氣客於脾則瀉寒氣客
於胃則吐亦由飲酒食肉腥膾生冷過度或因居處
坐卧濕地當風取凉風之氣歸於三焦傳於脾胃脾
胃得冷水穀不消皆成霍亂其名有三一曰胃反胃
氣虛逆反吐飲食二曰霍亂言其病揮霍之間便致
撩亂也三曰晡食變逆者也霍亂者脉必代又云七
月間食蜜令人暴下霍亂此皆巢氏霍亂之論也予
以爲不然夫醫之治病猶書生之命題如秋傷於濕

冬生欬嗽是獨以濕爲主此書生之獨脚題也風濕暍三氣合而成霍亂吐瀉轉筋此猶書生之鼎足題也風者風木也內應足厥陰肝木濕者雨化也內應於足太陰脾土暍者火熱也內應於手少陰心火此風濕暍三氣之所生也內經曰土氣之下木氣乘之是肝木乘脾土也又曰厥陰所至爲脇痛嘔泄少陽所至爲嘔涌注云食不下也太陰所至爲中滿霍亂吐下太陰所至爲濡化也注云濕化也又曰太陰所至爲濕生終爲注雨故轉筋者風主肝肝主筋風急甚故轉筋也吐者暍也火主心心主炎上故嘔吐也

泄注者土主濕濕主脾濕下注故泄注也此三者豈
非風濕暍如書生冒豈非足題耶脾濕土氣爲風木所克
土化不行矣亢無雨火盛過極土怒發焉極則爲雷
霆驟雨烈風蓋土氣在上木氣乘之故也是以大水
橫流山崩岸落石迸沙飛豈非太陰濕土怒發之象
耶故人病心腹滿脹腸鳴而爲數便甚則心痛脇䐜
嘔吐霍亂厥發則注下胕腫身重啓玄子云已上病
證皆脾熱所生也乃知巢氏所論正與素問啓玄子
相違故內經治法病急則治其標緩則治其本先可
用淡劑流其濕辛涼以退其風鹹苦以解其暍冰水

以救其内涸大忌食粟米粥飲者立死偉哉王氷之
言脚熱一句可以爲万世俗止知取其頭巾而濯之
以飲其水亦取黑豆皂莢頭垢寒凉然近似終不足
以制其甚也又有以寒水沃其手足者大非也四肢
已厥更以寒水沃之則益厥矣曷若以寒水沃其心
之爲愈也泰和間余親見陳下廣濟禪院其主僧病
霍亂一方士用附子一枚及兩者乾薑一兩炮水一
椀同煎放冷服之服訖嘔血而死頃合流鎮李彥甫
中夜忽作吐瀉自取理中丸而服之醫者至以爲有
食積以巴豆下之三五丸藥亦不動至明而死可不

哀哉遂平李仲安携一僕一佃客至鄭城夜宿邵輔之書齋中是夜僕逃仲安覺其時也騎馬與佃客往臨潁急追之時七月天大熱炎風如箭埃塵幔天至辰時而還曾不及三時往返百二十里既不獲其人復宿於邵氏齋忽夜間聞呻呼之聲但言救我不知其誰也執火尋之乃仲安之佃客也上吐下泄目上視而不下胸脇痛不可動揺口欠而脫臼四肢厥冷此正風濕暍三者俱合之證也其婿曾聞余言乃取六一散以新汲水剉生薑而調之頓服半升其人復吐乃再調半升而令徐服之良久方息至明又飲數

服遂能調養三日平復而去嗚呼若此三人其生死
豈不如反掌哉彼世醫往往以謂六一散治得其病
此無學之輩也可勝恨哉

目疾頭風出血最急說八

內經曰目得血而能視此一句聖人論人氣血之常
也後世之醫不達其旨遂有惜血如金之說自此說
起目疾頭風諸證不得而愈矣何以言之聖人雖言
目得血而能視然血亦有太過不及也太過則目壅
塞而發痛不及則目耗竭而失睛故年少之人多太
過年老之人多不及但年少之人則無不及但年老

之人其間猶有太過者不可不察也夫目之內眥太陽經之所起血多氣少目之銳眥少陽經也血少氣多目之上綱太陽經也亦血多氣少目之下綱陽明經也血氣俱多然陽明經起於目兩傍交鼻頞之中與太陽少陽俱會於目惟足厥陰肝經連於目系而已故血太過者太陽陽明之實也血不及者厥陰之虛也故血出者宜太陽陽明蓋此二經血多故也少陽一經不宜出血血少故也刺太陽陽明出血則目愈明刺少陽出血則目愈昏要知無使太過不及以血養目而已此內經所謂目得血而能視者此也凡

血之爲物太多則溢太少則枯人熱則血行疾而多寒則血行遲而少此常理也至於目者肝之外候也肝主目在五行屬木然木之爲物太茂則蔽密太衰則枯瘁蔽密則風不疎通故多摧拉枯瘁則液不浸潤故無榮華又況人之有目如天之有日月也人目之有翳如日月之有雲霧也凡雲之興未有不因蒸騰而起者雖隆冬之時猶且然耳況於炎夏之時乎故目暴赤腫起羞明隱澁淚出不止暴寒目瞞皆工藝之所爲也夫目之五輪乃五臟六腑之精華宗脉之所聚其氣輪屬肺金肉輪屬脾土赤脉屬心火黒

水神光屬腎水兼屬肝木此世俗皆知之矣及有目疾則又不知病之理豈知目不因火則不病何以言之氣輪變赤火乘肺也肉輪赤腫火乘脾也黑水神光被翳火乘肝與腎也赤脉貫目火自甚也能治火者一句可了故內經曰熱勝則腫治火之法在藥則鹹寒吐之下之在鍼則神庭上星顖會前頂百會血之翳者可使立退痛者可使立已昧者可使立明腫者可使立消惟小兒不可刺顖會爲肉分淺薄恐傷其骨然小兒水在上火在下故目明老人火在上水不足故目昏內經曰血實者宜決之又經曰虛者補

之實者瀉之如雀目不能夜視及內障暴怒大憂之所致也皆肝主目血少禁出血止宜補肝養腎至於暴赤腫痛皆宜以鈹針刺前五穴出血而已次調鹽油以塗髮根甚者雖至于再至三可以也量其病勢平爲期少白可黑落髮可生有此神驗不可輕傳人年四十五十不問男女目暴赤腫隱澁難開者以三稜鍼刺前頂百會穴出血大妙至如年少髮早白落或白屑者此血熱而太過也世俗止知髮者血之餘也血衰故耳豈知血熱而寒髮反不茂肝者木也火多水少木反不榮火至于頂炎上之甚也大熱病汗

後勞病之後皆髮多脫落豈有寒耶故年衰火勝之人最宜出血但人情見出血皆不悅矣豈知出血者乃所以養血也凡兎雞猪狗酒醋濕麵動風生冷等物及憂忿勞力等事如犯之則不愈矣惟後項彊間腦戸風府四穴不可輕用鍼灸以避忌多故也若有誤不幸令人瘖固宜慎之其前五穴非徒治目疾至於頭痛腰脊強外腎囊燥癢出血皆愈凡針此勿深深則傷骨唐甄權尤得出血之法世俗云熱湯沃眼十日明此言譏之久矣火方乘目更以熱湯沃之兩熱相搏是猶投賊以刃也豈知凉水沃之暫澁而又

滑熱水泄之暫滑而久澀不然曷以病目者忌沐浴或曰世俗皆言涼水沃眼血脉不行余聞大笑之眼藥中用黃連硼砂朴硝龍腦熊膽之屬皆使人血脉不行耶何謬之甚也又若頭風之甚者久則目昏偏頭風者少陽相火也久則目束小大腸閉澀者目必昏何也久病滑泄者目皆明惟小兒利久反病眼昏蓋極則反與此稍異其餘皆宜出血而大下之余嘗病目赤或腫或翳作止無時偶至親息帥府間病目百餘日羞明隱澀腫痛不已忽眼科姜仲安云宜上星至百會速以鈹針刺四五十刺攢竹穴絲竹穴上

兼眉際一十刺反鼻兩孔内以草莖彈之出血三處出血如泉約二升許來日愈太半三日平復如故余自嘆曰百日之苦一朝而解學醫半世尚闕此法不學可乎惟小兒瘡疱入眼者乃餘熱不散耳止宜降心火瀉肝風益腎水則愈矣若大人目暴病者宜汗下吐以其血在表故宜汗以其火在上故宜吐以其熱在中故宜下出血之與發汗名雖異而實同故録銅人中五穴照用

過愛小兒反害小兒說九

小兒初生之時腸胃綿脆易饑易飽易虚易實易寒

易熱方書舊說天下皆知之矣然禮記曲禮所以至
符潛訣論云天下皆不知曲禮云童子不衣裘裳說
云裘太溫消陰氣且人十五歲成童尚不許衣裘今
之人養稚子當正夏時以綿夾裹腹日不下懷人氣
相蒸見天稍寒即封閉密室睡氈下幕煖炕紅爐使
微寒不入大煖不泄雖衰老之人尚猶不可況純陽
之小兒乎然君子當居密室亦不當如是之煖也至
符潛訣論云嬰兒之病傷於飽也今人養稚子不察
腸胃所容幾何但聞一聲哭將謂饑號急以潼乳納
之兒口豈復知量不吐不已及稍能食應口輒與夫

小兒初生別無伎倆惟善號泣爲強良耳此二者乃百病之源也小兒除胎生病外有四種曰驚曰疳曰吐曰瀉其病之源止有二曰飽曰煖驚者火乘肝之風木也疳者熱乘脾之濕土也吐者火乘胃膈甚則上行也瀉者火乘肝與大腸而瀉者也夫乳者血從金化而大寒小兒食之肌肉充實然其體爲水故傷乳過多反從濕化濕熱相兼吐痢之病作矣醫者不明其本輙以紫霜進食比金白餅之屬其中皆巴豆杏仁其巴豆大熱有大毒杏仁小熱有小毒小兒陽熱復以熱毒之藥留毒在內久必變生故劉河間先

生以通聖涼膈神芎益元治之皆無毒之藥或曰此大人所服之藥非小兒所宜也余聞笑曰大人小兒雖年壯不同其五臟六腑豈復殊耶大人服多小兒服少其實一也故不可下者宜解毒可下者宜調胃瀉心然有逐濕爲之方者故余嘗以牽牛大黄木通三味末之爲丸以治小兒諸病皆効蓋食乳小兒多濕熱相兼故也今之醫者多以此藥謗予彼既不明造化難與力辯故予書此方以俟來世知道者然善治小兒者當察其貧富貴賤治之蓋富貴之家衣食有餘生子常夭貧賤之家衣食不足生子常堅貧家

之子不得縱其慾雖不如意而不敢怒怒少則肝病少富家之子得縱其慾稍不如意則怒多怒多則肝病多矣夫肝者木也甚則乘脾矣又況貧家無財少藥故死少富家有財多藥故死多故貧家之育子雖薄於富家其成全小兒反出於富家之右其暗合育子之理者有四焉薄衣淡食少慾寡怒一也無財少藥其病自痊不爲庸醫熱藥所攻二也在母腹中其母作勞氣血動用形得充實三也母既作勞多易生產四也此四者與富家相反也俚諺曰兒哭即兒歌不哭不僂儸此言雖鄙切中其病世俗豈知號哭者

乃小兒所以泄氣之熱也老子曰終日號而不嗄余
嘗授人以養子之法兒未坐時臥以赤地及天寒時
不與厚衣布而不綿及能坐時以鐵鈴木壺雜戲之
物連以細繩置之水盆中使一浮一沉弄之有聲當
炎暑之時令坐其傍掬水弄鈴以散諸熱內經曰四
肢者諸陽之本也手得寒水陰氣達於心中乃不藥
之藥也余嘗告于陳敬之若小兒病緩急無藥不如
不用庸醫但恐妻妾怪其不醫宜湯浸蒸餅令軟丸
作白丸給其妻妾以為真藥使兒服之以聽天命最
為上藥忽歲在丙戌群兒皆病泄瀉但用藥者皆死

蓋醫者不達濕熱之理以溫燥行之故皆死惟陳敬之不與藥用余之言病兒獨存噫嗚呼班固真良史嘗曰有病不治得中醫除暴得大疾病服藥者當謹熟陰陽無與眾謀若未病之前從予奉養之法亦復不生病縱有微疾雖不服藥可也

服藥一差轉成他病說十

語云子之所慎齊戰疾又曰丘未達不敢嘗此言服藥不可不畏慎也然世有百十年相襲之弊至今不除者敢略數一二使後車改轍不蹈前覆夫傷寒溫疫時氣中暑風溫風瘧與中酒傷食者其初相類此

是誤人或先一日頭痛曾傷酒便歸過于酒曾傷食便歸過于食初覺備悶醫者不察其脉不言其始徑用備急丹纏積丹軟金丸酒癥丸此藥犯巴豆或出油不盡大熱大毒走泄五七行或十餘行其人必津液枯涸腸胃轉燥發黃瘀熱目赤口乾恍惚潮熱昏憒惑狂諸熱交作如此誤死者不可勝舉若其人或本因酒食致過亦能頭痛身熱戰慄惡寒醫者不察其脉不究其原反作傷食發之桂枝麻黄升麻之屬以汗解之汗而不解轉轉疑惑反生他證如此誤死者可勝計哉又如久病咳嗽形體羸瘦食飲減少日

輕夜劇醫者不察便與烏梅罌粟殼紫菀枯礬如此
峻攻嗽疾未除涎滯之病作矣嗽加之涎飲食彌減
醫者不察更以熱劑養胃溫劑和脾致令頭面汗出
燥熱潮發形容瘦瘁涎液上出流如湧泉若此死者
不可勝數又如婦人產餘之疾皆是敗血惡物發作
寒熱臍腹撮痛乳潼枯涸食飲稍減醫者不察便謂
產後血出數斗氣血俱虛便用溫熱之劑養血補虛
止作寒治舉世皆然豈知婦人之孕如天地之孕物
也物以陰陽和合而後生人亦以陰陽和合而後孕
偏陰偏陽豈有孕乎此與禾黍瓜果之屬何異哉若

水旱不時則華之與實俱落矣此又與孕而不育者復何異哉七月立秋後十八日寸草不結者猶天寒故也今婦人妊娠終十月無難而生反謂之寒何不察其理之甚也竊譬之治塼者炎火在下以水沃其窯之巔遂成塼矣塼既出窯窯頓寒耶世俗竟傳黒神散之屬治産後一十八證非徒其不愈則經脉凅閉前後淋閟嘔吐嗽痰凡百熱證生矣若此誤死者不可討之曷若四物湯與涼膈散停對大作湯劑而下之利以數行惡物俱盡後服淡甘之劑自愈矣又如小兒腹滿喘嗽痰涎不利醫者不察便用白餅

子之屬夫白餅子巴豆大熱有大毒兼用膩粉其後必生口瘡上喘欬嗽嘔吐不嗜飲食之疾然此治貧家小兒猶或可効膏粱之家必生他病又何疑哉又如瀉利之疾歲歲有之醫者不察便用聖散子之屬乾薑赤石脂烏梅罌粟殼官桂石榴皮龍骨牡蠣之屬變生小便癃閟甚者為脹又甚者水腫之疾生矣間有愈者病有微者也甚則必不愈矣又如人病停飲或因夏月傷冷過多皆為脾胃客氣有餘也宜逐而去之醫者不可以為脾衰而補之則痞者更痞滿者更滿復有巴豆丸下之者病雖少解必不嗜食上

燥之病生矣又如人因閃肭膝髁肘腕大痛醫者不察便用鲱針出血如未愈者再三刺血出血既多遂成跛躄內經曰足得血而能步血盡安得步哉若余治閃肭則不然以禹攻散或通經二三錢下神祐丸或除濕丹百餘丸峻瀉一二十行則痛出當痒發痛屬夏痒屬秋出則夏衰矣此五行勝復之理也故凡腰胯脇痛杖瘡落馬墜墮打撲莫不同然蓋此痛得之於外非其先元虛元弱古人云痛隨利減宜峻瀉一二十行畢但忌熱酒可一藥而愈勿謂峻瀉輕侮此法昔有齒痛連月不止以鉄鈴鈕取之血不止而

死又有人因上下齒痛凡百痛者輒取不以數年上下齒盡至五十歲生硬之物皆不能食夫上下齒痛皆由手足陽明二經風熱甚而痛矣可用大小承氣湯藏用丸祛風丸等藥瀉之則痛當自止內經曰諸痛痒瘡瘍皆屬心火啓玄子云百端之起皆自心生心者火也火生土之故也出牙之誤不可不知又如治水腫痛者多用水銀輕粉白丸子大毒之藥下之水腫未消而牙齒落牙齒落而不進食水盡而立斃復有人於兩足針之水出如泉水盡亦斃矣

儒門事親卷之一

儒門事親卷之三

戴人張子和著
新安吳勉學校

偶有所遇厥疾獲瘳記十一

余昔過夏邑西有婦人病腹脹如鼓飲食乍進乍退寒熱更作而時吐嘔且三年矣師覡符呪無所不至惟俟一死會十月農隙田夫聚獵一犬役死磔于大樹根盤遺腥在其上病婦偶至樹根頓覺昏憒眩瞀不知人枕于根側口中蟲出其狀如蛇口眼皆具以舌舐其遺腥其人驚見長蟲兩袖裹其手拔蟲頭極

力而出之且二尺許重幾斤剖而視之以示諸人其婦遂愈亟亦無名此正與華元化治法同蓋偶得吐法耳又有一書生瘧間日一作將秋試及試之日乃瘧之期書生憂甚誤以葱蜜合食大吐涎數升瘀血宿食皆盡同室驚畏至來日入院瘧亦不發亦偶得吐法耳正隆間有聖旨取汴梁諸匠氏有木匠趙作頭鐵匠杜作頭行次失路迷至大宅乞宿主人不納曰家中有人重病不敢納君杜作頭紿曰此趙公乃汴梁太醫之家今蒙上司見召迷路至此蓋病者當愈而遇此公也主人默而入良久復出將邀二人入

室與之食已主人起請曰煩大醫看病何如趙見而笑曰一藥可愈二人竊議曰來時所攜熟藥寄他車上此中實無柰何杜曰此甚易耳潛出門得牛糞一塊作三十粒下以溫水少頃病人覺胸中如虫行一涌而出狀若小蜣蜋一二升以手探之又約一升頓覺病去明日主人出謝曰百歲老人未嘗見此神効之藥也禮餞二人遂歸嗚呼此二子小人也欲苟一時之寢遂以穢物治人亦偶得吐法耳又有一婦病風癎從六七歲因驚風得之自後三二年間一二作至五七年五七作逮三十餘歲至四十歲日作或一

日十餘作以至昏凝健忘求死而已會與定歲大饑遂採百草而食於水瀕採一種草狀若葱屬泡蒸而食之食訖向五更覺心中不安吐涎如膠連日不止約一二斗汗出如洗初昏困後三日輕健非曩之比病去食進百脉皆和省其所食不知何物訪問諸人乃憨葱苗也憨葱苗者本草所謂藜蘆苗是也圖經云藜蘆苗吐風病此亦偶得吐法耳又有一婦年三十餘病滑泄經年皆云虛中有積以無憂散五七日一服至二十服不効又服纏積丹軟金丸諸藥皆不効其人服藥愈速病勢愈甚食飲日減人或謂曰此

休息痢也宜灸中脘及左右穴臍下氣海及膀胱穴以三里引之每年當冬至日夏至日灸之前後僅萬餘壯忽門外或者曰此病我屢識蓋大傷飲之故即目桃花正開俟其落時以長棘針刺之得數十萼勿犯人手以白麵和作餅子文武火燒令熟嚼爛以米飲湯下之病人如其言服之不一二時瀉如傾前後瀉六七日僅數百行昏困無所知覺惟索冷水徐徐而飲至六七日少省爾後食日進神日昌氣血日和不數年生二子此人本不知桃花萼有取積之神効亦偶得瀉法耳余昔過株林見一童子誤吞銅鐵之

物成疾而羸足不勝身會六七月淫雨不止無薪作食過饑數日一旦隣牛死聞作葵羹粳飯病人乘饑頓食之良久泄注如傾覺腸中痛遂下所吞之物余因悟内經中肝苦急食甘以緩之牛肉大棗葵菜皆甘物也故能寛緩腸胃且腸中久空又遇甘滑之物此銅鐵所以下也亦偶得瀉法耳頓有老人年八十歲臓腑澁滯數日不便每臨後時目前星飛頭目昏眩鼻塞腰痛積漸食减縱得食便結燥如彈一日友人命食血藏葵羹油渫菠薐菜遂頓食之日日不乏前後皆利食進神清年九十歲無疾而終圖經云菠

薐寒利腸胃芝麻油炒而食之利大便葵寬腸利小溲年老之人大小便不利最爲急切此亦偶得瀉法耳昔一士人趙仲溫赴試暴病兩目赤腫睛翳不能識路大痛不任欲自尋死一日與同儕釋悶坐於茗肆中忽鈎窗脫鈎其下正中仲溫額上髮際裂長三四寸紫血流數升血止自快能通路而歸來日能辨屋脊次見瓦溝不數日復故此不藥不針誤出血而愈矣夫出血者乃發汗之一端也亦偶得出血法耳嗚呼世人欲論治大病舍汗下吐三法其餘何足言哉此一說讀之者當大笑耳今之醫者宜熟察之可

也人能謹察其真中之誤精究其誤中之真反覆求之無病不愈余之所以書此者庶後之君子知余之用心非一日也又有病目不覩者思食苦苣頓頓不闕醫者以爲有蟲曾不周歲兩目微痛如蟲行大眥漸明儼然大見又如北方貴人愛食乳酪牛酥羊生魚膾鹿脯猪腊海味甘肥之物皆蟲之萌也然而不生蟲者蓋筵會中多胡荽蕪荑醬鹵汁皆能殺九蟲此二者亦偶得服食法耳智者讀此當觸類而長之

攻裏發表寒熱殊塗箋十二

有一言而可以該醫之旨者其惟發表攻裏乎雖千

枝葛湯不過在表在裏而已矣欲攻其裏者宜以寒爲主欲發其表者宜以熱爲主雖千萬世不可易也内經言之詳矣今人多錯解其旨故重爲之發發表不遠熱攻裏不遠寒此寒熱二字謂六氣中司氣之寒熱司氣用寒時用藥者不可以寒藥司氣用熱時用藥者不可以熱藥此常理也惟攻裏發表則反之然而攻裏發表常分作兩途若病在表者雖畏日流金之時不避司氣之熱亦必以熱藥發其表若病在裏者雖堅氷積雪之時不避司氣之寒亦必以寒藥攻其裏所謂發表者出汗是也所謂攻裏者涌泄是

也王太僕注云汗泄下痢皆以其不住於中也夫不
往其中則其藥一去不留雖以寒藥犯司氣之寒熱
藥犯司氣之熱亦無害也若其藥留而不出過足以
司氣增邪是謂不發不攻寒熱內賊其病益甚無病
者必生病有病者必甚若司氣用寒之時病在表而
不在裏反以寒藥冰其裏不通不泄堅腹滿痛急下
痢之病生矣若司氣用熱之時病在裏而不在表反
以熱藥燥其中又非發汗則身熱吐下霍亂癰疽瘡
瘍瞀鬱注下瞤瘛腫脹嘔吐鼽衄頭痛骨節攣肉痛
血泄淋閟之病生矣以此知非熱不能解表非寒不

能攻裏是解表常宜熱攻裏常宜寒若反此法是謂妄造今之用藥者以荆黄湯解表以薑桂藥攻裏此與以水濟水以火濟火何異哉故非徒不効輕者危甚者死夫本草一書不過酸苦甘辛鹹淡六味而已聖人既以辛甘發散爲陽酸苦涌泄爲陰又以淡味滲泄爲陽是辛甘淡三味以解表酸苦鹹三味以攻裏發表與滲泄非解表而何涌泄非攻裏而何此二者聖人之法盡矣蔑以加矣然則醫之法果多乎哉攻裏以寒解表以熱而已矣雖然表病而裏不病者可專以熱藥發其表裏病而表不病者可專以寒藥

攻其裏表裏俱病者雖可以熱解表亦可以寒攻裏此仲景之大小柴胡湯雖解表亦兼攻裏最為得體今之用藥者只知用熱藥解表不察裏之已病故前所言熱證皆作寒醫者不知罪由己作反謂傷寒變證以誣病人非一日也故劉河間自製通聖散加益元散名為雙解千古之下得仲景之旨者劉河間一人而已然今之議者以為雙解不可攻裏謗議紛紜坐井小天誠可憾也豈知雙解煎以葱鬚豆豉涌而汗之一劑立雪所苦縱不全瘥亦可小瘥向所謂熱證亦復不作俟六經傳畢微下而已今醫者不知其

濟物無窮之功乃妄作損實無窮之謗憤劉河間有
能醫之名設堅白之論以求世譽孰肯剖璞一試而
追悔和氏之刖足哉余之所以屢書此者歎知音之
難遇也近者余之故人某官不欲斥言其名因病頭
項強狀類傷寒服通聖散雖不得其法猶無害也醫
者見其因通聖散也立毀其非仲景之藥也渠不察
其熱已甚矣復以辛熱發之汗出不解發黃血泄竟
如前所言後雖以承氣下之不能已又復下之至絕
汗出其脉猶搏擊然余親見其子言之甚詳至今士
大夫皆不知辛熱一發之過也獨歸罪于通聖散嗚

呼甚矣道之難明也頃余之舊契讀孟堅漢書藝文志載五苦六辛之說而顏師古輩皆無注解渠特以問余余顧其內經諸書中亦不見其文既相別矣乘蹇且十里外颯然而悟欲復迴以告予之舊契已歸且遠乃令載之以示來者夫五者五臟也臟者裏也六者六腑也腑者表也病在裏者屬陰分宜以苦寒之藥涌之泄之病在表者屬陽分宜以辛溫之劑發之汗之此五苦六辛之意也顏師古不注蓋闕其疑也乃知學不傳而欲為醫難矣余又徐思五積六聚其用藥亦不外于是夫五積在臟有常形屬裏宜以

苦寒之藥通之泄之六聚在腑無常形屬表宜以辛温之藥發之汗之與前五苦六辛亦合亦有表而可用柴胡之涼者猶宜熱而行之裏寒而可用薑附之熱者猶宜寒而行之余恐來者不明内經發表攻裏之旨故併以孟堅五苦六辛之説附于卷末

汗下吐三法該盡治病詮十三

人身不過表裏氣血不過虛實表實者裏必虛裏實者表必虛經實者絡必虛絡實者經必虛病之常也良工之治病者先治其實後治其虛亦有不治其虛時粗工之治病或治其虛或治其實有時而幸中有

時而不中謬工之治病實實虛虛其誤人之迹常著故可得而罪也惟庸工之治病純補其虛不敢治其實舉世皆曰平穩誤人而不見其迹渠亦自不省其過雖終老而不悔且曰吾用補藥也何罪焉病人亦曰彼以補藥補我彼何罪焉雖死而亦不知覺夫粗工之與謬工非不誤人惟庸工誤人最深如鯀湮洪水不知五行之道夫補者人所喜攻者人所惡醫者與其逆病人之心而不見用不若順病人之心而獲利也豈復計病者之死生乎嗚呼世無真實誰能別之今余著此吐汗下三法之詮所以該治病之法也

庶幾來者有所憑藉耳夫病之一物非人身素有之也或自外而入或由內而生皆邪氣也邪氣加諸身速攻之可也速去之可也攬而留之可也雖愚夫愚婦皆知其不可也及其聞攻則不悅聞補則樂之今之醫者曰當先固其元氣元氣實邪自去世間如此妄人何其多也夫邪之中人輕則傳久而自盡頗甚則傳久而難已更甚則暴死若先論固其元氣以補劑補之真氣未勝而邪已交馳橫騖而不可制矣惟脉脫下虛無邪無積之人始可議補其餘有邪積之人而議補者皆鯀湮洪水之徒也今予論吐汗下三

法先論攻其邪邪去而元氣自復也況予所論之法
識練日久至精至熟有得無失所以敢爲來者言也
天之六氣風暑火濕燥寒地之六氣霧露雨雹氷泥
人之六味酸苦甘辛鹹淡故天邪發病多在乎上地
邪發病多在乎下人邪發病多在乎中此爲發病之
三也處之者三出之者亦三也諸風寒之邪結搏皮
膚之間藏于經絡之内留而不去或發疼痛走注麻
痺不仁及四肢腫痒拘攣可汗而出之風痰宿食在
膈或上脘可湧而出之寒濕固冷熱客下焦在下之
病可泄而出之内經散論諸病非一狀也流言治法

非一階也至真要大論等數篇言運氣所生諸病各斷以酸苦甘辛鹹淡以總括之其言補時見一二然其補非今之所謂補也文具于補論條下如辛補肝鹹補心甘補腎酸補脾苦補肺若此之補乃所以發腠理致津液通血氣至其統論諸藥則曰辛甘淡三味爲陽酸苦鹹三味爲陰辛甘發散淡滲泄酸苦鹹涌泄發散者歸于汗涌者歸于吐泄者歸于下滲爲解表歸于汗泄爲利小溲歸于下殊不言補乃知聖人止有三法無第四法也然則聖人不言補乎曰蓋汗下吐以若草木治病者也補者以穀肉果菜養口

體者也夫穀肉果菜之屬猶君之德教也汗下吐之屬猶君之刑罰也故曰德教興平之粱肉刑罰治亂之藥石若人無病粱肉而已及其有病當先誅伐有過病之去也粱肉補之如世已治矣刑措而不用豈可以藥石爲補哉必欲去大病大瘵非吐汗下未由也已然今之醫者不得盡汗下吐法各立門墻誰肯屈己之高而一問哉且予之三法能兼衆法用藥之時有按有蹻有揃有導有減有增有續有止今之醫者不得予之法皆仰面傲笑曰吐者瓜蒂而已矣汗者麻黄升麻而已矣下者巴豆牽牛朴硝大黄甘遂

芫花而巳矣既不得其術從而誣之予固難與之苦辯故作此詮所謂三法可以兼衆法者如引涎漉涎嚏氣追淚凡上行者皆吐法也灸蒸熏渫洗熨烙針刺砭射導引按摩凡解表者皆汗法也催生下乳磨積逐水破經泄氣凡下行者皆下法也以余之法所以該衆法也然予亦未嘗以此三法遂棄衆法各相其病之所宜而用之以十分率之此三法居其八九而衆所當纔一二也或言内經多論鍼而少論藥者蓋聖人欲明經絡豈知鍼之理即所謂藥之理即今著吐汗下三篇各條藥之輕重寒溫于左仍於三法

之外別著原補一篇使不預三法恐後之醫者泥于補故置之三篇之末使用藥者知吐中有汗下中有補止有三法內經曰知其要者一言而終是之謂也

凡在上者皆可吐式十四

夫吐者人之所畏且順而下之尚猶不樂況逆而上之不悅者多矣然自胸已上大滿大實病如膠粥微丸微散皆兒戲也非吐病安能出仲景之言曰大法春宜吐蓋春時陽氣在上人氣與邪氣亦在上故宜吐也涌吐之藥或丸或散中病則止不必盡劑過則傷人然則四時有急吐者不必直待春時也但仲景

言其大法耳今人不得此法遂廢而不行試以名方所記者略數之如仲景傷寒論中以葱根白豆豉湯以吐頭痛梔子厚朴湯以吐懊憹瓜蔕散以吐傷寒六七日因下後腹滿無汗而喘者如此三方豈有殺人者乎何今議予好涌者多也又如孫氏千金方風論中散方往往皆效近代本事方中稀涎散吐膈實中滿痰厥失音牙關緊閉如喪神守萬全方以鬱金散吐頭痛眩運頭風惡心沐浴風近代普濟方以吐風散追風散吐口噤不開不省人事以皂角散吐涎潮總錄方中以常山散吐瘧孫尚方以三聖散吐發

狂神驗方吐舌不正補亡篇以遠志去心春分前服之預吐瘟疫此皆前人所用之藥也皆有效者何今之議予好涌者多也惟養生必用方言如吐其涎令人跛躄校正方已引風門中碧霞丹爲證予不須辨也但内經明言高者越之然名醫錄中惟見太倉公華元化徐文伯能明律用之自餘無聞乃知此法廢之久矣今予驟用于千載寂寞之後宜其驚且駭也惜乎黄帝岐伯之書伊摯仲景之論棄爲閑物縱有用者指爲山野無韻之人豈不謬哉予之用此吐法非偶然也曾見病之在上者諸醫盡其技而不校余

反思之投以涌劑少少用之頗獲徵應既久乃廣訪多求漸臻精妙過則能止少則能加一吐之中變態無窮屢用屢驗以至不疑故凡可吐令條達者非徒木鬱然凡在上者皆宜吐之且仲景之論胸上諸實鬱而痛不能愈使人按之及有涎唾下痢十餘行其脉沉遲寸口脉微滑者此可吐之吐之則止仲景所謂胸上諸實按之及有涎唾者皆邪氣在上也内經曰下痢脉遲而滑者内實也寸口脉微滑者上實也皆可吐之王冰曰上盛不已吐而奪之仲景曰宿食在上脘當吐之又如宿飲酒積在上脘者亦當吐之

在中脘者當下而去之仲景曰病人手足厥冷兩手脉乍結以客氣在胸中心下滿而煩欲食不能食者知病在胸中當吐之余嘗用吐方皆是仲景方中瓜蒂散吐傷寒頭痛用葱根白豆豉湯以吐雜病頭痛或單瓜蒂名獨聖加茶末少許以吐痰飲食加全蝎稍以吐兩脇肋刺痛濯濯水聲者內經所謂濕在上以苦吐之者其是謂歟今人亦有竊予之法者然終非口授或中或否或涌而不能出或出而不能止豈知上涌之法名曰撩痰撩之一字自有擒縱卷舒項有一工吐陳下一婦人半月不止涎至數斗命懸須

吏倉皇失計求予解之予使煎麝香湯下咽立止或問麝香何能止吐予謂之曰瓜苗聞麝香即死吐者瓜蔕也所以立解如藜蘆吐者不止以葱白湯解之以石藥吐者不止以甘草貫衆解之諸草木吐者可以麝香解之以本草考之吐藥之苦寒者有豆豉瓜蔕茶末梔子黄連苦參大黄黄芩辛苦而寒者有欝金常山藜蘆甘苦而寒者有地黄汁苦而温者有木香遠志厚朴辛苦而温者有薄荷芫花辛而温者有穀精草葱根鬚辛而寒者有輕粉辛甘而温者有烏頭附子尖酸而寒者有晉礬緑礬虀汁酸而平者有

銅碌甘酸而平者有赤小豆酸而温者有截漿酸辛
而寒者有膽礬酸而寒者有青鹽白米飲辛鹹而温
者有皂角甚鹹而寒者有滄鹽甘而寒者有牙硝甘
而微温且寒者有蔘蘆頭甘辛而熱者有蝎稍凡此
三十六味惟常山膽礬瓜蔕有小毒藜蘆芫花輕粉
烏附尖有大毒外二十六味皆吐藥之無毒者各對
證擢而用之此法宜先小服不湍積漸加之余之撩
痰者以釵股雞羽探引不出以虀投之投之不吐再
投之且投且探無不出者吐至昏眩慎勿驚疑書曰
若藥不瞑眩厥疾弗瘳如發頭眩可飲冰水立解如

無氷時新汲水亦可強者可一二吐而安弱者可作三二次吐之無損也吐之次日有頓快者有轉甚者蓋引之而吐未平也俟數日當再涌之如覺渴者氷水新水瓜梨柿及凉物皆不禁惟禁貪食過飽硬物乾脯難化之物心火既降中脘冲和陰道必強大禁房勞大憂悲思病人既不自責衆議因而噪之歸罪于吐法起謗其由此也故性行剛暴好怒喜淫之人不可吐左右多嘈雜之言不可吐病人頗讀醫書實非深解者不可吐主病者不能辯邪正之説不可吐病人無正性妄言妄從反覆不定者不可吐病勢巇危

老弱氣衰者不可吐亡陽血虛者不可吐諸吐血嘔血咯血衂血嗽血崩血失血者皆不可吐吐則轉生他病侵成不救反起謗端雖懇切求煩勿強從恐有一失愈令後世不信此法以小不金纂大善也必標本相得彼此相信真知此理不聽浮言審明某經某絡某臟某腑某氣某血某邪某病决可吐者然後吐之是予之所望于後之君子也庶幾不使此道湮微以新傳新耳

凡在表者皆可汗式 十五

風寒暑濕之氣入于皮膚之間而未深欲速去之莫

知發汗聖人之刺熱五十九刺爲無藥而設也皆所以開玄府而逐邪氣與汗同然不若以藥發之使一毛一竅無不啓發之爲速也然發汗亦有數種世俗止知惟溫熱者爲汗藥豈知寒凉亦能汗也亦有熏漬而爲汗者亦有導引而爲汗者如桂枝湯桂枝麻黃各半湯五積散敗毒散皆發汗甚熱之藥也如升麻湯葛根湯解肌湯逼毒散皆辛溫之藥也如大柴胡湯小柴胡湯柴胡飲子苦寒之藥也如通聖散雙解散當歸散子皆辛凉之藥也故外熱內寒宜辛溫外寒內熱宜辛凉平準所謂導引而汗者華元化之

虎鹿熊猴鳥五禽之戲使汗出如傅粉百疾皆愈所謂薰漬而汗者如張苗治陳廩丘燒地布桃葉蒸之大汗立愈又如許胤宗治許太后感風不能言作防風湯數斛置於牀下氣如煙霧如其言遂愈能言此皆前人用之有驗者以本草校之荊芥香白芷陳皮半夏細辛蒼朮其辛而溫者乎蜀椒胡椒茱萸大蒜其辛而大熱者乎生薑其辛而微溫者乎天麻葱白其辛而平者乎青皮薄荷其辛苦而溫者乎防已秦艽其辛而且苦者乎麻黃人參大棗其甘而溫者乎葛根赤茯苓其甘而平者乎桑白皮其甘而寒者乎

防風當歸其甘辛而温者乎附子其甘辛而大熱者乎官桂桂枝其甘辛而大熱者乎厚朴其苦而温者乎桔梗其苦而微温者乎黄芩知毋枳實地骨皮其苦而寒者乎前胡柴胡其苦而微寒者乎羌活其苦辛而微温者乎升麻其苦甘且平者乎芍藥其酸而微寒者乎浮萍其辛酸而寒者乎凡此四十味皆發散之屬也惟不善擇者當寒而反熱當熱而反寒此病之所以變也仲景曰大法春夏宜汗春夏陽氣在外人氣亦在外邪氣亦在外故宜發汗然仲景舉其略耳設若秋冬得春夏之病當不發汗乎但春夏易

汗而秋冬難耳凡發汗欲周身熱熱然不欲如水淋漓欲令手足俱周遍汗出一二時爲佳若汗暴出邪氣多不出則當重發汗則使人亡陽凡發汗中病則止不必盡劑要在劑當不欲過也此雖仲景調理傷寒之法至於雜病復何異哉且如傷寒麻黄之類爲表實而設也桂枝湯之類爲表虚而設也承氣湯爲陰虚而設也四逆湯爲陽虚而設也表裏俱實者所謂陽盛陰虚下之則愈表裏俱虚者所謂陰盛陽虚汗之則愈也所謂陽爲表而陰爲裏也如表虚亡陽發汗則死發汗之法辨陰陽别表裏定虚實然後汗

之隨治隨應設若飧泄不止日夜無度完穀下出發汗可也內經曰春傷於風夏生飧泄此以風爲根風非汗不出昔有人病此者腹中雷鳴泄注水穀不分小便澁滯皆曰脾胃虛寒故耳豆蔻烏梅罌粟殼乾薑附子曾無一効中脘臍下灸已數十燥熱轉甚小溲澁竭痩削無力飲食減少命予視之余以謂應象論曰熱氣在下水穀不分化生飧泄寒氣在上則生䐜脹而氣不散何也陰靜而陽動故也診其兩手脉息俱浮大而長身表微熱而桂枝麻黃湯以薑棗煎大劑連進三服汗出終日至旦而愈次以胃風湯和

平臟腑調養陰陽食進病愈又貧家一男子年二十餘病破傷風搐牙關緊急角弓反張棄之空室無人問者時時呻呼余憐其苦以風藥投之口噤不能下乃從兩鼻竅中灌入咽喉約一中椀死中求生其藥皆大黃甘遂牽牛硝石之類良久上涌下泄吐且三四升下一二十行風搐立止肢體柔和且已自能起口雖開尚未能言予又以桂枝麻黃湯三兩作一服使啜之汗出周匝如洗不三日而痊又如小兒之病驚風搐搦涎潮熱鬱舉世皆用大驚丸抱龍丸鎮心丸等藥間有不愈者余潛用瓜蒂赤小豆等分共為

細末以猪膽汁浸蒸餅爲丸衣以螺青或丹砂以漿水乳汁送之良久風涎涌出一兩杓三五日一涌涌三五次漸以通聖散稍熱服之汗漐漐然病日已矣項又治一狂人陰不勝其陽則脉流薄厥陽并乃狂難經曰重陽者狂重陰者癲陽爲腑陰爲臟非陽熱而陰寒也熱并於陽則狂狂則生寒并於陰則癲癲則死內經曰足陽明有實則狂故登高而歌棄衣而走無所不爲是熱之極也以調胃承氣大作湯下數十行三五日復上涌一二升三五日又復下之凡五六十日下百餘行吐亦七八度如吐時暖室置火以

助其熱而汗必解數汗方平又治一切酒病人頭痛身熱惡寒狀類傷寒診其脉兩手俱洪大三兩日不圓余以防風通聖散約一兩用水一中椀生薑二十餘片葱鬚根二十莖豆豉一大撮同煎三五沸去滓稍熱分作二服先服一服多半須臾以釵股探引咽中吐出宿酒酒之香味尚然約一兩杓頭上汗出如洗次服少半立愈内經曰火鬱發之發爲汗之令其踈散也又嘗治一稅官病風寒濕痺腰脚沉重浮腫夜則痛甚兩足惡寒經五六月間猶綿脛靴足腰膝皮膚少有跣露則冷風襲之流入經絡其痛轉劇走注

上下往來無定其痛極處便摩急而腫起肉色不變腠理間如虫行每遇風冷病必轉增飲食轉減肢體瘦乏須人扶掖猶能行立所服者烏附薑桂種種燥熱燔針着灸莫知其數前後三年不獲一愈一日命予脉之其兩手皆沉滑有力先以導水丸通經散各一服是夜瀉三十餘行痛減半遂漸服赤茯苓湯川芎湯防風湯此三方在宣明論中治痺方是也日三服煎七八錢漐漐然汗出余又作玲瓏竈法薰蒸血熱病必增劇諸汗法古方亦多有之惟以此發汗者世罕知之故予嘗曰吐法兼汗良以此夫

凡在下者皆可下式十六

下之攻病人亦所惡聞也然積聚陳莝于中留結寒熱於內留之則是耶逐之則是耶內經一書惟以氣血通流為貴世俗庸工惟以閉塞為貴又止知下之為瀉又豈知內經之所謂下者乃所謂補也陳莝去而腸胃潔癥瘕盡而榮衛昌不補之中有真補者存焉然信不俗下之為補者蓋庸工妄投下藥當寒反熱當熱反寒未見微功轉成大害使聰明之士亦復不信者此也所以謂寒藥下者調胃承氣湯泄熱之上藥也大小桃仁承氣次也陷胸湯又其次也大柴

胡又其次也以涼藥下者八正散泄熱兼利小溲洗心散抽熱兼治頭目黃連解毒散治內外上下畜熱而不泄者四物湯涼血而行經者也神芎丸解上下畜熱而泄者也以溫藥而下者無憂散下諸積之上藥也十棗湯下諸水之上藥也以熱藥下者煮黃丸纏金丸之類也急則用湯緩則用丸或以湯送丸量病之微甚中病即止不必盡劑過而生愆仲景曰大法秋宜瀉謂秋則陽氣在下人氣與邪氣亦在下故宜下此仲景言其大槩耳設若春夏有可下之疾當不下乎此世之庸工跼蹐遷延誤人大病者也皆曰

夏月豈敢用過藥瀉脫胃氣嗚呼何不達造化之甚
也內經稱土火之鬱發四之氣以五月先取化源瀉
土補水又曰土鬱則奪之王太僕注云奪謂下之令
無壅礙也然則於五月先防土壅之發令人下奪素
問之言非歟然隨證不必下奪在良工消息之也余
所以言此者矯世俗期不誤大病暴病者耳故土鬱
之爲奪雖大承氣湯亦無害也試舉大承氣之藥論
大黃苦寒通九竅利大小便除五臟六腑積熱芒硝
鹹寒破痰散熱潤腸胃枳實苦寒爲佐使散滯氣消
痞滿除腹脹厚朴辛溫和脾胃寬中通氣此四味雖

爲下藥有泄有補卓然有奇功劉河間又加甘草以爲三一承氣以甘和其中最得仲景之秘也余嘗以大承氣改作調中湯加以薑棗煎之俗見薑棗以爲補脾胃而喜服不知其中有大黃芒硝也惡寒喜暖取補故自古及今天下皆然此内經之法抑屈而不伸者也此藥治中滿痞氣不大便者下五七行殊不困乏次日必神清氣快膈空食進内經曰脾爲之使胃爲之市人之食飲酸鹹甘苦百種之味雜湊于此壅而不行蕩其舊而新之亦脾胃之所望也況中州之人食雜而不勞者乎中州土也兼載四象木金水

火皆聚此中故脾胃之病柰何中州之醫不善掃除倉廩使陳莝積而不能去也猶曰我善補大罪也此藥有奇功皆謂服之便成傷敗乃好丹而非素者也或言男子不可久瀉婦人不可久吐何妄論之甚也可吐則吐可下則下豈問男女乎大人小兒一切所傷之物在胃脘如兩手脉遲而滑者內實也宜下之何以別乎蓋傷宿食者惡食傷風者惡風傷寒者惡寒傷酒者惡酒至易辨也故凡宿食在胃脘皆可下之則三部脉平若心下按之而硬滿者猶宜再下之如傷寒大汗之後重復勞發而為病者蓋下之後熱

氣不盡故也當再下之若雜病腹中滿痛不止者此爲内實也金匱要畧曰痛而腹滿按之不痛爲虛痛者爲實難經曰痛者爲實腹中滿痛裏壅爲實故可下之不計雜病傷寒皆宜急下之宜大承氣湯或導水丸或泄水丸等藥過十餘行如痛不已亦可再服痛已則止至如傷寒大汗之後發熱脉沉實及寒熱往來時時有涎嗽者宜大柴胡湯加當歸煎服之下三五行立愈産後慎不可作諸虛不足治之必變作骨蒸寒熱飲食不入肌膚瘦削經水不行經曰寒則衰飲食熱則消肌肉人病瘦削皆粗工以藥消礫之

故也嗚呼人之死者豈爲命乎難經曰實實虛虛損不足而益有餘如此死者醫殺之耳至如目黃九疸食勞皆屬脾土可下之宜茵蔯蒿湯或用導水丸禹攻散瀉十餘行次以五苓散桂苓甘露散白朮丸等藥服之則愈矣或腰腳胯痛可用甘遂粉二三錢以豶豬腰子薄批七八片摻藥在內以濕紙包數重文武火燒熟至臨臥細嚼以溫酒或米飲湯調下至平明見一二十行勿訝意欲止瀉則飲水或新水頓服之瀉立止次服通經和氣定痛烏金丸蹋馬丹之類則愈矣內經有不因氣動而病生於外者太僕以爲

虛氣賊魅虫毒蜚尸鬼擊衝薄墜墮風寒暑濕斫射剥割撞撲之類至如諸落馬墮井打撲閃肭損折湯沃火燒車碾大傷腫發焮痛日夜號泣不止者予尋常談笑之間立獲大効可峻瀉三四十行痛止腫消乃以通經散下導水丸等藥如瀉水少則可再加湯劑瀉之後服和血消腫散毒之藥病去如掃此法得之睢陽高大明侯德和使外傷者不致癃殘跛躄之患余非敢掩人之善意在救人耳曾有鄰人杖瘡發作腫痛焮及上下語言錯亂時時嘔吐數日不食皆曰不救余以通經散三四錢下神祐丸百餘丸相併

而下間有嘔出者太半已下膈矣良久大瀉數行穢
不可近膿血涎沫瘀毒約一二斗其病人困睡不省
一日一夜隣問予予曰喘息勻停腫消痛減故得睡
也來旦語清食進不數日痊救杖瘡欲死者四十年
間二三百余追思舉世杖瘡死者皆枉死也自後凡
見寃人被責者急以導水丸禹功散大作劑料瀉驚
涎一兩盆更無腫發痛焮之難如導水丸禹功散泄
瀉不動更加之通經散神祐丸瀉之瀉訖須忌熱物
止可喫新汲水一二頓瀉止立愈至如沉積多年羸
劣者不可便服陡攻之藥可服纏積丹三稜丸之類

内經曰重者因而減之若人年老衰弱有虛中積聚者止可五日一服萬病無憂散故凡積年之患豈可一藥而愈即可減而去之以本草考之下之寒者有戎鹽之鹹犀角之酸鹹滄鹽澤瀉之甘鹹枳實之苦酸膩粉之辛澤漆之苦辛杏仁之苦甘下之之微寒者有猪膽之苦下之大寒者有牙硝之甘大黃瓜蔕牽牛苦瓠子藍汁牛膽羊蹄根苗之苦大戟甘遂之苦甘朴硝芒硝之苦辛下之溫者有檳榔之辛芫花之苦辛石蚕之甘皂角之辛鹹下之熱者有巴豆之辛下之辛凉者有猪羊血之鹹下之平者有郁李仁

之酸桃花萼之苦右三十味惟牽牛大戟芫花皂角
羊蹄根苦瓠子瓜蒂有小毒巴豆甘遂膩粉杏仁之
有大毒餘皆無毒設若疫氣冒風中酒小兒瘡疹及
產後潮熱中滿敗血勿用銀粉杏仁大毒之藥下之
必死不死即危且如檳榔犀角皂角皆溫平可以殺
蟲透關節除腸中風火燥結大黃芒硝朴硝等鹹寒
可以治傷寒熱病時氣瘟毒發斑瀉血燥熱發狂大
作湯劑以蕩滌積熱澤瀉羊蹄苗根牛膽藍葉汁苦
瓠子亦苦寒可以治水腫遍身腹大如鼓大小便不
利及目黃濕毒九疸食勞疳蟲食土生米等物分利

水濕通利大小便蕩滌腸胃間宿穢相搏又若備急丸以巴豆乾薑大黃三味蜜和丸之亦是下藥然止可施於辛苦勞力貧食粗辣之輩或心腹脹滿脇肋刺痛暴痛不住服五七丸或十丸瀉五七行以救急若施之富貴城郭之人則非矣此藥用砒石治瘧相類止可施之於貧食之人若備急丸治傷寒風溫中酒冒風及小兒瘡疹產後滿悶用之下膈不死則危及夫城郭之人富貴之家用此下藥亦不死則危矣奈何庸人畏大黃而不畏巴豆粗工喜巴豆而不喜大黃蓋庸人以巴豆性熱而不畏以大黃性寒而畏

粗工以巴豆劑小而喜以大黃劑大而不喜皆不知
理而至是也豈知諸毒中惟巴豆爲甚去油膩之蝕
猶能下後使人津液涸竭留毒不去胸熱口燥他病
轉生故下藥以巴豆爲禁余嘗用前十餘藥如身之
使臂臂之使手然諸洞泄寒中者不可下俗謂休息
痢也傷寒脉浮者不可下表裏俱虛者不宜下內經
中五痞心證不宜下厥而唇青手足冷內熱深者宜
下寒者不宜下以脉別之小兒內瀉轉生慢驚及兩
目直視魚口出氣者亦不宜下若十二經敗甚亦不
宜下止宜調養溫以和之如下則必誤人病耳若其

餘大積大聚大病大秘大涸大堅下藥乃補藥也余
嘗曰瀉法兼補法良以此夫

推原補法利害非輕說十七

原補一篇不當作由近論補者與內經相違不得不
作耳夫養生當論食補治病當論藥攻然聽者皆逆
耳以予言爲怪蓋議者嘗知補之爲利而不知補之
爲害也論補者蓋有六法平補峻補溫補寒補筋力
之補房室之補以人參黃耆之類爲平補以附子硫
黃之類爲峻補以豆蔻官桂之類爲溫補以天門冬
五加皮之類爲寒補以巴戟蓯蓉之類爲筋力之補

以石燕海馬起石丹砂之類爲房室之補此六者近代之所謂補者也若施之治病非徒功效疏濶至其害不可勝言者難經言東方實西方虛瀉南方補北方此言肝木實而肺金虛瀉心火補腎水也以此論之前所謂六補者了不相涉試舉補之所以爲害者如瘧本夏傷於暑議者以爲脾寒而補之溫補之則危峻補之則死傷寒熱病下之後若以溫辛之藥補之熱當復作甚則不救瀉血血止之後若溫補之血復熱小溲不利或變水腫霍亂吐瀉本風濕暍合而爲之溫補之則危峻補之則死小兒瘡疱之後有濕

補之必發癰腫癥痛婦人大産之後心火未降腎水未升如黑神散補之輕則危甚則死老人目暗耳聵腎水衰而心火盛也若峻補之則腎水彌涸心火彌盛老人腎虛腰脊痛腎惡燥腰者腎之府也峻補之則腎愈虛矣老人腎虛無力夜多小溲腎主足腎水虛而火不下故足痿心火上乘肺而不入脬囊故夜多小溲若峻補之則火益上行脬囊亦寒矣老人喘嗽火乘肺也若溫補之則甚峻補之則危停飲之人不可補補則痞悶轉增腳重之人不可補補則脛腫轉重男子二十上下而精不足女人二十上下而血

不流皆二陽之病也時人不識便作積冷極憊治之以溫平補之夫積溫尚成熱而況燔鍼於臍下火灸手足腕骨內經本無勞證由此變而爲勞煩渴咳嗽涎痰肌瘦寒熱往來寢汗不止日高則顴赤皆以爲傳尸勞不知本無此病醫者妄治而成之耳夫二陽者陽明也胃之經也心受之則血不流脾受之則味不化故男子少精女子不月皆由使內太過故隱蔽委曲之事各不能爲也惟深知涌泄之法者能治之又如春三月風傷於榮榮爲血故陰受之溫傷於衛衛爲氣故陽受之初發之後多與傷寒相似頭痛身

熱口乾潮熱數日不大便仲景所謂陰陽俱浮自汗出身重多眠睡目不欲開者是也若以寒藥下之則傷臟氣若以溫藥補之則火助風溫發黃發斑溫毒熱增劇矣風溫外甚則直視潮熱譫語撏衣撮空驚惕而死者溫補之罪也內經雖言形不足者溫之以氣精不足者補之以味氣屬陽天食人以五氣血屬陰地食人以五味者戒乎偏勝非便以溫爲熱也又若經云損者補之勞者溫之此溫乃溫存之溫也豈以溫爲熱哉又如虛則補其母實則瀉其子者此欲權衡之得其平也又烏在燔針壯火煉石燒砒硫薑

烏附然後爲補哉所謂補上欲其緩補下欲其急者亦焉在此等而爲急哉自有酸苦甘辛鹹淡寒涼溫熱平更相君臣佐使耳所謂平補者使陰陽兩停是謂平補奈時人往往惡寒喜溫甘受酷烈之毒雖死而不悔也可勝歎哉余用補法則不法取其氣之偏勝者其不勝者自平矣醫之道損有餘乃所以補其不足也余嘗曰吐中自有汗下中自有補豈不信然余嘗用補法必觀病人之可補者然後補之昔維陽府判趙顯之病虛羸泄瀉褐色乃洞泄寒中證也每聞大黃氣味即注泄余診之兩手脉沉而煩令灸分

水穴二百餘壯次服桂苓甘露散胃風湯白朮丸等藥不數月而愈又息城酒監趙進道病腰痛歲餘不愈診其兩手脉沉實有力以通經散下五七行次以杜仲去粗皮細切炒斷絲爲細末每服三錢猪腰子一枚薄批五七片先以椒鹽淹去腥水摻藥在内裹以荷葉外以濕紙數重封以文武火燒熟臨卧細嚼以溫酒送下每旦以無比山藥丸一服數日而愈又相臺監酒岳成之病虛滑泄日夜不止腸鳴而口瘡俗呼爲心勞口瘡三年不愈予以長流水同薑棗煎五苓散五七錢空心使服之以治其下以宣黄連與

白茯苓去皮二味各等分爲末以白麪糊爲丸食後
温水下三五十丸以治其上百日而愈又汝南節度
副使完顏君寶病臟毒下血發渴寒熱往來延及
六載日漸瘦弱無力面黄如染余診其兩手脉沉而
身凉内經寒以爲榮氣在故生可治先以七宣丸下
五七行次以黄連解毒湯加當歸赤芍藥與地榆散
同煎服之一月而愈若此數證余雖用補未嘗不以
攻藥居其先何也蓋邪未去而不可言補補之則適
足資寇故病蠲之後莫若以五穀養之五果助之五
畜益之五菜充之相五臟所宜毋使偏傾可也凡藥

有毒也非止大毒小毒謂之毒雖甘草苦參不可不謂之毒久服必有偏勝氣增而久夭之由也是以君子貴流不貴滯貴平不貴強盧氏云強中生百病其知言哉人惟恃強房勞之病作矣何貴於補哉以太宗憲宗高明之資猶陷於流俗之蔽爲方士燥藥所誤以韓昌黎元微之猶死於小溲不通水腫有服丹置數妾而死於暴脫有服草烏頭如聖丸而死於鬚瘡有服乳石硫黃小溲不通有習氣求嗣而死於精血有嗜酒而死於發狂見鬼有好茶而爲癖乃知諸藥而不可久服但可攻邪邪去則已近年運使張伯

莫病宿傷服硫黃薑附數月一日喪明監察陳威卿病嗽服鍾乳粉數年嘔血而殞嗚呼後之談補者尚監茲哉

證口眼喎斜是經非竅辯十八

口眼喎斜者俗工多與中風掉眩證一槩治之其藥則靈寶至寶續命清心一字急風烏犀鐵彈丸其方非不言治此病也然而不愈者何也蓋知竅而不知經知經而不知氣故也何謂知竅而不知經蓋人之首有七竅如日月五星七政之在天也故肝竅目目爲肝之外候肺竅鼻鼻爲肺之外候心竅舌舌無竅

心與腎合而寄竅於耳故耳與舌俱爲心之外候俗
工止知目病歸之肝口病歸之脾耳病歸之腎舌病
歸之心更無改張豈知目之内眥上下二綱足太陽
及足陽明起於此目之銳眥足少陽起於此手少陽
至於此鼻之左右足陽明手陽明俠乎此口之左右
亦此兩經環乎此故七竅有病不可獨歸之五臟當
歸之六陽經也余曰俗工知竅而不知經者此也何
謂知經而不知氣蓋世之談方藥者不啻千萬世不
過本草性味其知十二經所出所入所循所環所交
所合所過所注所起所會所屬所絡所上所下所俠

所貫所布所散所結所繞所抵所連所係所約所同所別于萬人中或見一二名明可謂難其人矣然而不過執此十二經便爲病本將陽經爲熱陰經爲寒向本草中尋藥藥架上檢方而已矣病之不愈又何訝焉豈知靈樞經曰足之陽明手之太陽筋急則口目爲僻此十二經及受病之處也非爲病者也及爲病者天之六氣也六氣者何風暑燥濕火寒是也故曰俗工知經而不知氣者此也然則口目喎斜者此何經也何氣也足之太陽足之陽明左目有之右目亦有之足之陽明手之陽明口左有之口右亦有之

此兩道也靈樞又言足陽明之筋其病頰筋有寒則急引頰移口熱則筋弛縱緩不勝收故僻是左寒右熱則左急而右緩右寒左熱則右急而左緩故偏於左者左寒而右熱偏於右者右寒而左熱也夫寒不可徑用辛熱之劑蓋左中寒則逼熱於右右中寒則逼熱於左陽氣不得宣行故也而況風者甲乙木也口眼陽明皆爲胃土風偏賊之此口目之所以僻也是則然矣七竅惟口目喎斜而耳鼻獨無此病者何也蓋動則風生靜則風息天地之常理也考之易象有足相符者震巽主動坤艮主靜動者皆屬不靜則

皆屬土觀卦者視之理也視者目之用也目之上綱則眨下綱則不眨故觀卦上巽而下坤頤卦者養之理也養者口之用也口之下頷則嚼上頷則不嚼故頤卦上艮而下震口目常動故風生焉耳鼻常靜故風息焉當思目雖斜而目之眶眶未常斜口之喎而口之輔車未嘗喎此經之受病非經之受病明矣而况目有風輪唇有飛門者耶余嘗治此證未嘗用世俗之藥非故與世參商方鑿圓枘自然齟齬者有過潁一長吏病此命予療之目之斜灸以承泣口之喎灸以地倉俱効苟不効者當灸人迎夫氣虛風入而爲

痛上不得出下不得泄真氣爲風邪所陷故宜灸内經曰陷下則灸之正謂此也所以立愈又嘗過東杞一夫亦患此予脉其兩手急數如弦之張甚力而實其人齒壯氣充與長吏不同蓋風火交勝余調承氣湯六兩以水四升煎作三升分四服令稍熱啜之前後約瀉四五十行去一兩盆次以苦劑投之解毒數服以升降水火不旬日而愈脉訣云熱則生風若此者不可純歸其病於腠隙之間而得亦風火素感而然也蓋火勝則制金金衰則木茂木茂則風生若東杞之人止可流湿潤燥大下之後使加飡通鬱爲大

靈樞雖有馬膏桂酒雙塗之法此但治其外耳非治其內也今人不知其本欲以單服熱水強引而行之未見其愈者也向之用薑附烏桂起石硫黃之劑者是耶非耶

疝本肝經宜通勿塞狀十九

疝有七前人論者甚多非靈樞素問銅人之論余皆不取非余好異也但要窮其原耳七疝者何寒疝水疝筋疝血疝氣疝狐疝癩疝是謂七疝俗工不識因立謬名或曰膀胱或曰腎冷或曰小腸氣小兒曰偏氣立名既謬并喪其實何哉蓋醫者既斷爲膀胱腎

冷小腸氣又曰虛寒所致其藥之用也不鹿茸巴戟則杜仲蓯蓉不附子烏頭則乾薑官桂不練實懷香則金鈴補骨脂朝吞暮餌曾無殊効三二十年牢不可去間因微病稍似開通執此微芒浸成大錯標既不除本必歸甚處處相傳曾無覺者豈知諸疝皆歸肝經其奈痛流歸之小腸膀胱夫膀胱水府專司滲泄小腸水道專主通流腎爲少陰總統二水人之小溲自胃入小腸滲入膀胱膀胱者胞囊也氣化則水出莖端此常道也及其爲疝乃屬足厥陰肝經蓋環陰器而上入小腹者足厥陰肝經也夫肝腎皆屬于

下與衝任督相附然靈樞經言足厥陰肝經病則有遺溺癃閉狐疝主腎與膀胱小腸三經則不止言疝是受疝之處乃肝之部分也且内經男子宗筋爲束骨之會也而肝主筋睾者囊中之丸雖主外腎非厥陰環而引之與玉莖無由伸縮在女子則爲篡戶其内外爲二其一曰廷孔其二曰窈漏此足厥陰與衝任督之所會也靈樞言足厥陰之經筋聚于陰器其病傷於寒則陰縮入傷於熱則縱挺不收治在行水清陰氣故陽則與太陰厥陰之筋皆會于陰器惟厥陰主筋故爲疝者必本之厥陰靈樞又言足厥陰之別

名曰蠡溝去内踝五寸別走少陽循脛上睪結於莖其病氣逆睪腫卒疝實則挺長虛則暴癢取之所別矣豈非厥陰爲受病之處耶靈樞又言邪在小腸連睪係屬於脊貫肝絡肺心系氣盛厥逆上衝腸胃燻肝散於肓結於臍故取之肓原以散之刺太陰以平之取厥陰以下之取巨虛下廉以去之按其所過之經以調之此其初雖言邪在小腸至其治法必曰取厥陰以下之乃知諸疝關於厥陰可以無疑以脉考之素問云厥陰滑爲狐疝少陽滑爲肺風疝太陰滑爲脾風疝陽明滑爲心風疝太陽滑爲腎風疝少陰

滑為肝　凡此六脈雖見於他脈中皆言風疝者
足厥陰肝經之氣也靈樞亦曰心脈微滑為心疝肝
脈滑甚為㿗疝腎脈滑甚為癃㿗凡此三藏脈之疝
亦以滑為疝也素問又云脈大急皆為疝心脈滑傳
為心疝肺脈沉傳為肺疝三陰急為疝三陽急為瘕
王太僕云太陽受寒血凝為瘕太陰受寒氣聚為疝
此言太陰受寒傳之肝經也可以溫藥逐之不可以
溫藥補之若補之者是欲病去而強挽留之也歷考
素問三陽為病發寒熱其傳為癩疝此亦言膀胱非
受病之處必傳於厥陰部分然後為疝也又言病在

少腹脹痛不得大小便病名曰疝得之寒言脉急者曰疝瘕少腹痛凡言少腹者豈非厥陰之部分耶又言脾風傳胃名曰疝瘕此謂非肝木不能爲風氣名曰厥疝蓋脾土虛而不能制水又爲肝木所凌也又言督脉爲衝疝蓋厥陰與衝任督俱會於前陰也豈不明哉至如運氣中又言歲太陽在泉寒淫所勝民病少腹控睾蓋寒客於小腸膀胱則肝木縮而不得伸行毋傳之子也陽明司天燥淫所勝丈夫㿗疝婦人少腹痛此言肝氣不得上行爲金所抑鬼賊故也又言太陰在泉土勝則寒氣逆滿食飲不下甚則爲

疝此亦言客太陰濕土土不勝水水傳之肝經也
又嘗徧閲銅人兪穴亦相表裏如背上十三椎兪肝
經言寒疝腹部中行惟陰交一穴言寒疝任脉之所
發也關元一穴言暴疝小腸之募足三陰任脉之會
也中極一穴言疝瘕膀胱之募亦足三陰任脉之會
也曲骨一穴言癀疝任脉足厥陰之會也其腹部第
二行肓腧二穴言寒疝衝脉足少陰之會也四病上
穴言疝瘕衝任脉足少陰腎之會也其腹部第三行
大巨二穴言癀疝足陽明脉氣之所發也氣衝二穴
言㿉疝莖中痛兩丸寒痛亦足陽明脉氣之所發也

其腹部第四行府合二府言疝痛足六陰厥陰陰維之交會也亦太陰部三陰陽明支別也衝門二穴言陰疝足太陰厥陰之會也其在側脇者五樞二穴言寒疝陰邪上入少腹帶脉下三寸也其在足六經者足厥陰穴十名言疝者七謂大敦行間太衝中封蠡溝中都曲泉足少陽穴十四名言疝者一謂丘墟穴也足太陰穴十一名言疝者一謂陰陵泉也足陽明穴十五名言疝者一謂陰市穴也足少陰穴十名言疝者五謂然谷大谿照海交信築賓也足太陽穴十八名言疝者二謂金門合陽也由是言之惟厥陰言

疝獨多宗之主也其次經穴雖亦治疝終非受疝
之地但與足厥陰相連耳或在泉寒勝木氣攣縮禁
於此經哉司天燥勝木氣抑鬱於此經或忿怒悲哀
憂抑頓挫結於此經或藥淋外固閉尾縮精壅於此
經其病差別如此不知世間之藥多熱補從誰而受
其方也信其方則素問靈樞銅人皆非也信素問靈
樞銅人則俗方亦皆非也不知後之君子以孰爲是
嗚呼余立於醫四十餘歲使世俗之方人人可療余
亦莫知敢廢也識練日久因經識病然後不惑且夫
遺溺閉癃陰痿脬痺精滑白淫皆男子之疝也不可

妄歸之腎冷血涸不月月罷腰膝上熱足躄嗌乾癃閉少腹有塊或定或移前陰突出後陰痔核皆女子之疝也但女子不謂之疝而謂之瘕若年少而得之不計男子婦人皆無子故隱蔽委曲之事了不干脬腎小腸之事乃足厥陰肝經之職也奈俗方止言脬腎小腸殊不言肝木一句惑人甚矣且肝經乙木也木屬東方爲心火之母也凡疝者非肝木受邪則肝木自甚也不可便言虛而補之難經所謂東方實西方虛瀉南方補北方此言瀉火木自平金自清水自旺也昔審言爲蔡之參軍也因坐濕地疝痛不可堪

諸藥莫效余急以導水丸禹功散瀉三十餘行腫立
消痛立減又項關一男子病卒疝暴痛不任倒于街
衢人莫能動呼予救之余引經證之邪氣客于足厥
陰之絡令人卒疝故病陰丸痛也余急瀉大敦二穴
大痛立已夫大敦穴者乃是厥陰之二穴也殄寇鎮
一夫病痎瘧發渴痛飲寒漿刺傷冰水醫者莫知瀉
去其濕反雜進薑附濕爲燥熱所壅三焦閉溢水道
不行陰道不興陰囊腫墜大於升斗余先以導水百
餘丸少頃以猪腎散投之是夜瀉青赤水一斗遂失
痛之所在近潁尾一夫病卒疝赤腫大痛數日不止

置疑當作目

諸藥如水投石余以導水一百五十丸令三次咽之次以通經散三錢空腹淡酒調下五更下臟腑壅積之物數行痛腫皆去不三日平復如故内經曰木鬱則達之達謂吐也令條達肝之積本當吐者然觀其病之上下以順為貴仲景所謂上宜吐下宜瀉者此也敢列七疝圖于左以示後之君子庶幾有所憑藉者焉

寒疝其狀囊冷結硬如石陰莖不舉或控睾丸而痛得於坐臥濕地或寒月涉水或冒雨雪或卧坐磚石或風冷處使内過勞宜以温劑下之久而無子

水疝其狀腎囊腫痛陰汗時出或囊腫而狀如水晶或囊痒而燥出黃水或少腹中按之作水聲得於飲水醉酒使內過勞汗出而遇風寒濕之氣聚於囊中故水多令人為卒疝宜以逐水之劑下之有漏鍼去水者人多不得其法

筋疝其狀陰莖腫脹或潰或膿或痛而裏急筋縮或莖中痛痛極則痒或挺縱不收或白物如精隨溲而下久而得於房室勞傷及邪術所使宜以降心之劑下之

血疝其狀如黃瓜在少腹兩傍橫骨兩端約中俗云

便癰得於重感春夏大燠勞動使内氣血流溢滲入脬囊留而不去結成癰腫膿少血多宜以和血之劑下之

氣疝其狀上連腎區下及陰囊或因號哭忿怒則氣鬱之而脹怒哭號罷則氣散者是也有一治法以鍼出氣而愈者然鍼有得失宜以散氣之藥下之或小兒亦有此疾俗曰偏氣得於父已年老或年少多病陰痿精怯強力入房因而有子胎中病也此疝不治惟築賓一穴言之

狐疝其狀如瓦臥則入小腹行立則出小腹入囊中

狐則晝出穴而溺夜則入穴而不溺此疝出入上下往來正與狐相類也亦與氣疝大同小異今人帶鈎鈐是也宜以逐氣流經之藥下之

癩疝其狀陰囊腫縋如升如斗不痒不痛者是也得之地氣卑濕所生故江淮之間湫塘之處多感此疾宜以去濕之藥下之女子陰戶突出雖亦此類乃熱則不禁固也不可便謂虛寒而澁之燥之補之本名曰瘕宜以苦下之以苦堅之王冰云陽氣下墜陰氣上爭上爭則寒多下墜則筋緩故睾垂縱緩因作癩疝也已上七疝下去其病之後可調則調可補則補

名曰㿗病勢勿拘俗法經所謂陰盛而腹脹不通者㿗癃疝也不可不下

五虛五實攻補懸絶法二十

虛者補之實者瀉之雖三尺之童皆知之矣至於五實五虛豈可與泛泛虛實用藥哉內經明言其狀如俗工不識何此二證所以見殺於委靡之手也坐視人之死猶相奪曰吾藥穩以誑病家天下士大夫亦誠以爲然以誑天下後世豈不怪哉夫一身猶一國也如尋邑百萬圍昆陽此五實證也故蕭王親犯中原而篤戰如河內饑而又經火災此五虛證也故汲

黯不避矯詔而發倉此可與達權知變者論不可與貪常嗜瑣者說也故曰庸人誤天下庸工誤病人正一理也內經曰五實者死五虛者亦死夫五實者謂五臟皆實也五虛者謂五臟皆虛也腑病為陽易治而鮮死臟病為陰而難治多死經明言脉盛皮熱腹脹前後不通悶瞀者五實也脉盛為心皮熱為肺腹脹為脾前後不通為腎悶瞀為肝五臟皆實之證也五虛者反是脉細皮寒氣少泄利前後飲食不入者五虛也脉細為心皮寒為肺氣少為肝泄利前後為腎飲食不入為脾此五臟皆虛之證也夫五實為五

臟俱太過五虛爲五臟俱不及內經言此二證皆死非謂必死也謂不救則死救之不得其道亦死也其下復言漿粥入胃則虛者活身汗後利則實者活此兩證自是前二證之治法也後人不知是治法只作辨驗生死之斷句直謂病人有此則生無此則死虛者聽其漿粥自入胃實者聽其自汗自利便委之死地豈不謬哉夫漿粥入胃而不注泄則胃氣和胃氣和則五虛皆實也是以生也汗以泄其表利以泄其裏併泄則上下通上下通則五實皆啟矣是以生也此二證異常却不宜用毋氏所謂有病不服藥之言

蓋其病大且驚故也余向日從軍於江淮之上一舟子病予診之乃五實也余自幼讀醫經嘗記此五實之證竟未之遇也既見其人竊私料之此不可以常法治乃可大作劑而下之殊不動礙計竭智窮無如之何忽憶桃花萼丸頓下七八十丸連瀉二百餘行與前藥相兼而下其人昏困數日方已蓋大疾之已去自然睡甜不知此則病氣無由衰也徐以調和胃氣之藥饘粥日加自尔平復又嘗過鳴鹿邸中聞有人呻吟聲息瘦削痿然無力余視之乃五虛也余急以聖散子二十服作一服此證非三錢二錢可塞也續

以胃風湯五苓散等藥各大作劑使頓服流瀉立止而漿粥入胃不數日而其人起矣故五虛之受不加峻塞不可得而實也彼庸工治此二證草草補瀉如一杯水救一車薪之火也竟無成功反曰虛者不可補實者不可瀉此何語也吁不虛者強補不實者強攻此自是庸工不識虛實之罪也豈有虛者不可補實者不可瀉之理哉予他日又思之五實證汗下吐三法俱行更快五虛證一補足矣今人見五實證猶有塞之者見五虛者雖補之而非其藥本當生者反鈍滯遷延竟至於死耳夫聖散子有乾薑尋常而瀉利

勿用各有標本胃風五苓有桂所以温經散表而分水道聖散子之滲燥胃風五苓之能分皆辛熱辛温之劑也俗工往往聚訕以予好用寒凉然予豈不用温補但不遇可用之證也詵詵謗喙咸欲夸己以標名從誰斷之悲夫

儒門事親

卷之三、四、五

儒門事親卷之三

戴人張子和著
新安吳勉學校

喉舌緩急砭藥不同解二十一

咽與喉會厭與舌此四者同在一門而其用各異喉以候氣故喉氣通於天咽以嚥物故咽氣通於地會厭與喉上下以司開闔食下則吸而掩氣上則呼而出是以舌抵上齶則會厭能閉其咽矣四者相交爲用闕一則飲食廢而死矣此四者乃氣與食出入之門户最急之處故難經言七衝門而會厭之下爲吸

門及其爲病也一言可了一言者何曰火內經曰一陰一陽結謂之喉痺王太僕註云一陰者手少陰君火心主之脉氣也手少陽相火三焦之脉氣也二火皆主脉並絡於喉氣熱則內結結甚則腫脹腫脹甚則痺痺甚而不通則死矣夫足少陰循喉嚨俠舌本少陰上俠咽此二者誠是也至於足陽明下人迎循喉嚨足太陰俠咽連舌本手太陽循咽下鬲足厥陰循喉嚨之後此數經皆言咽喉獨少陽不言咽喉而內經言一陰一陽謂之喉痺何也蓋人讀十二經多不讀靈樞經中別十二篇具載十二經之正其文云

足少陽之正繞髀入毛際合於厥陰別者入季脇間循胸裏屬膽散之上肝貫心以上俠咽出頤頷散於面繫目系合少陽於外眥也又手心主之正別下淵腋三寸入胸中別屬三焦出循喉嚨出耳後合少陽完骨之下是手少陽三焦之氣與手心主少陰之氣相合而行于喉嚨也推十二經惟足太陽別項下其餘皆湊于喉嚨然内經何爲獨言一陰一陽結爲喉痺蓋君相二火獨勝則熱結正絡故痛且速也余謂一言可了者火是也故十二經中言嗌乾嗌痛咽腫頷腫舌本強皆君火爲之也唯喉痺急速相火之所

爲也夫君火者猶人火也相火者猶龍火也人火焚木其勢緩龍火焚木其勢速内經之言喉痺則咽與舌在其間耳以其病同是火故不分也後之醫者各詳其狀強立八名曰單乳蛾雙乳蛾單閉喉子舌脹木舌脹纏喉風走馬喉閉熱氣上行結薄於喉之兩傍近外腫作以其形似是謂乳蛾一爲單二爲雙也其比乳蛾差小者名閉喉熱結於舌下復生一小舌子名曰子舌脹熱結於舌中舌爲之腫名曰木舌脹木者強而不柔和也熱結於咽項腫遶於外且麻且痒腫而大者名曰纏喉風喉痺暴發暴死者名走馬

喉痹此八種之名雖詳若不歸之火則相去遠矣其微者可以鹹耎之而大者以辛散之今之醫者皆有其藥也如薄荷烏頭殭蠶白礬朴硝銅碌之類也至于走馬喉痹何待此乎其生死人反掌之間耳其最不誤人者無如砭鍼出血血出則病已易曰血去惕出良以此夫昔余以治一婦人木舌脹其舌滿口諸藥不愈余以鈹鍼小而銳者砭之五七度腫減三日方平計所出血幾至盈斗又治一男子纏喉風腫表裏皆作藥不能下余以涼藥灌於鼻中下十餘行外以拔毒散傅之陽起石燒赤與伏龍肝各等分細末

每日以新水掃百遍三日熱始退腫始消又嘗治一貴婦喉痺蓋龍火也雖用凉藥而不可使冷服爲龍火宜以火逐之人火者烹飪之火是也乃使爆於烈日之中登于高堂之上令侍婢携火爐坐藥銚于上使藥常極熱不至大沸通口時時呷之百餘次龍火自散此法以熱行寒不爲熱病扞格故也大抵治喉痺用鍼出血最爲上策但人畏鍼委曲傍求瞬息喪命凡用鍼而有鍼創者宜擣生薑一塊調以熱白湯時時呷之則創口易合銅人中亦有灸法然痛微者可用病速者恐遲則殺人故治喉痺之火與救火同

不容少待內經火鬱發之發謂發汗然咽喉中豈能發汗故出血者乃發汗之一端也後之君子毋執小方而曰吾藥不動臟腑又尅於出血若幸遇小疾而獲功不幸遇大病而死矣毋遺後悔可矣

五積六聚治同鬱斷二十二

先賢說五積六聚甚明惟治法獨隱其言五積曰肝之積名曰肥氣在左脇下如覆杯有頭足久不已令人發欬逆痎瘧連歲不已者是也心之積名曰伏梁起於臍大如臂上至心下久不已令人病煩心脾之積名曰痞氣在胃脘覆大如盤久不已令人四肢不

收發黃疸飲食不爲肌膚俗呼爲食勞黃也肺之積名曰息賁在右脇下大如覆杯久不愈令人洒淅寒熱喘嗽發肺癰腎之積名曰賁豚發于少腹上至心下若豚狀或上或下無時久不已令人喘逆骨痿少氣此五積之狀前賢言之豈不分明徧訪醫門人人能道及問治法不過三稜廣茂乾漆硇砂陳皮礞石芭荳之類復有不明標本者又從而補之豈有病積之人大邪不出而可以補之乎至于世之磨積取積之藥余初學醫時嘗用之知其不効遂爲改轍因考內經驟然大悟內經曰木鬱則達之火鬱發之土

鬱奪之金鬱泄之水鬱折之王太僕曰達謂吐發謂
汗奪謂下泄謂利小便折謂折其衝逆此五者五運
爲司天所剋故立此五法與五積若不相似然蓋五
積者因受勝己之邪而傳於己之所勝適當旺時拒
而不受復還於勝己者勝己者不肯受因留結爲積
故肝之積得於季夏戊己日心之積得於秋庚辛日
脾之積得於冬壬癸日肺之積得於春甲乙日腎之
積得於夏丙丁日此皆抑鬱不伸而受其邪也豈待
司天尅運然後爲之鬱哉且積之成也或因暴怒喜
悲思恐之氣或傷酸苦甘辛鹹之食或停溫涼熱寒

之飲或受風暑燥寒火濕之邪其初甚微可呼吸按導方寸大而去之不幸而遇庸醫强補而留之留而不去遂成五積夫肥氣者不獨氣有餘也其中亦有血矣蓋肝藏血故也伏梁者火之鬱也以熱藥散之則益甚以火灸之則彌聚況伏梁證有二名同而實異不可不詳焉其一伏梁上下左右皆有根在腸胃之外有大膿血此伏梁義同肚癰其一伏梁身體髀股胻皆腫環臍而痛是爲風根不可動動則爲水溺濇之病此二者內經雖言不可動止謂不可大下非謂全不可下恐病去而有害痞氣者舉世皆言寒則

痞內經以爲濕則痞與因飲冷而得其陽氣爲濕所蓄以熱攻之則不散以寒攻之則濕去而寒退矣息賁者喘息憤而上行也此舊說也余以謂賁者賁門也手太陰之筋結胸裏而貫賁入賁下抵季脇其病支轉筋痛甚則成息賁手心主結於臂其病胸痛息賁又云肺下則居賁迫肺善脇下痛肝高則上支賁切脇悗爲息賁若是言之是積氣於賁而不散此靈樞說五臟處言此賁自是多故予發之賁豚者賁與奔同銅人言或因讀書得之未必皆然也腎主骨此積最深難療大忌吐涌以其在下止宜下之故予嘗

以獨聖散吐肥氣揃以木架必燠室中吐兼汗也肝之積便言風也吐出數升後必有血一二滴勿疑病當然也續以磨積之藥調之嘗治伏梁先以茶調散吐之兼汗以禹功導水奪之繼之以降火之藥調之又嘗治痞氣萬舉萬全先以瓜蒂散吐其酸苦黃膠腥腐之物三二升次以導水禹功下二三十行末以五苓淡劑等藥調之又嘗治息賁用瓜蒂散不計四時置之燠室中更以火一爐以助其汗吐汗下三法齊行此病不可逗遛久則傷人又嘗治賁豚以導水通經三日一下之一月十下前後百行次用治血化

氣磨積之藥調之此積雖不傷人亦與人偕老若六聚之物在腑屬陽而無形亦無定法故此而行之何難之有或余言之治積太峻予曰不然積之在臟如陳莝之在江河且積之在臟中間多着脂膜曲折之處區臼之中陳莝之在河江不在中流多在汀灣洄薄之地遇江河之溢一漂而去積之在臟理亦如之故予先以丸藥驅逐新受之食使無梗塞其碎着之積已離而未下次以散藥滌胃而下横江之筏一壅而盡設未盡者以藥調之惟堅積不可用此法宜以漸除内經曰堅者削之今人言塊癖是也因述九積

圖附于篇末以俟來哲知余用心獨苦久矣而世無
知者食積酸心腹滿大黄牽牛之類甚者礞石巴豆
酒積目黄口乾葛根麥糵之類甚者甘遂牽牛
氣積噫氣痞塞木香檳榔之類甚者枳殼牽牛
涎積咽如拽鋸朱砂膩粉之類甚者瓜蔕甘遂
痰積涕唾稠粘半夏南星之類甚者瓜蔕藜蘆
癖積兩脇刺痛三稜廣茂之類甚者甘遂蝎稍
水積足脛脹滿郁李商陸之類甚者甘遂芫花
血積打撲肭瘀產後不月桃仁地榆之類甚者䖟虫
水蛭

肉積癥瘤核癧膩粉白丁香砭刺出血甚者硇砂信石丸積皆以氣為主各據所屬之狀而對治之今人總此諸藥併為一方曰可治諸積大謬也吾無此病焉用此藥吾無彼病焉用彼藥十羊九牧何所適從非徒無益而又害之

斥十膈五噎浪分支派疏二十三

病派之分自巢氏始也病失其本亦自巢氏始也何者老子曰少則得多則惑且俗謂噎食一證在內經苦無多語惟曰三陽結謂之膈三陽者謂大腸小腸膀胱也結謂結熱也小腸熱結則血脈燥大腸熱結

則後不圊膀胱熱結則津液涸三陽既結則前後閟塞下既不通必反上行此所以噎食不下縱下而復出也謂胃爲水穀之海日受其新以易其陳一日一便乃常度也今病噎者三日五日或五七日不便是乖其度也亦明矣豈非三陽俱結於下廣腸枯涸所食之物爲咽所拒縱入太倉還出咽嗌此陽火不下推而上行也故經曰少陽所至爲嘔涌溢食不下此理豈不曉然又氣厥論云肝移寒於心爲狂膈中陽氣與寒相薄故膈食而中不通此膈陽與寒爲之也非獨專於寒也六節藏象又云人迎四盛以上爲格

陽王太僕云陽盛之極故膈拒而食不得入正理論曰格則吐逆故膈亦當爲格後世强分爲五噎謂氣憂食思勞也後又分爲十膈五噎其派既多其惑滋甚人之溢食初未必遽然也初或傷酒食或胃熱欲吐或胃風欲吐醫氏不察本原火裏燒薑湯中煮桂丁香未已豆蔻繼之蓽撥未已胡椒繼之雖曰和胃胃本不寒雖曰補胃胃本不虛設如傷飲止可逐飲設如傷食止可逐食豈可言虛便將熱補素問無者於法猶非素熱之人三陽必結三陽既結食必上潮醫氏猶云胃寒不納燔鍼鑽肉炷艾灼肌苦楚萬千

三陽熱結分明一句到了難從不過抽薪最爲緊要揚湯止沸愈急愈增歲月彌深爲醫所誤人言可下退陽養陰張眼吐舌恐傷元氣止在冲和閉塞不通經無來路腸宜通暢是以鳴腸腸既不通遂成噎病世傳五噎寬中散有薑有桂十膈散有附有烏今予旣斥其方信乎與否以聽後賢或云憂恚氣結亦可下乎余曰憂恚磐礴便同火鬱太倉公見此皆下法廢以來千年不復今代劉河間治膈氣噎食用承氣三湯獨超

近代今用藥者不明主使如病風狂嘻嘻哂及觀其

効猶昧本原既懶問咎妄與非哉今予不恤姑示后人用藥之時更詳輕重假如閟久慎勿頓攻縱得攻開必慮後患宜先潤養小着湯丸累累加之關局自透其或咽噎上阻涎痰輕用苦酸微微涌出因而治下藥勢易行設或不行蜜鹽下導始終勾引兩藥相通結散陽消飲食自下莫將巴豆耗却天真液燥津枯留毒不去人言此病曾下奪之從下奪來轉虚轉痞此爲巴豆非大黄牵牛之過箕城一酒官病嘔吐踰年不愈皆以胃寒治之丁香半夏青陳薑附種種燥熱燒錐燎艾莫知其數或少愈或復劇且十年大

便溺燥小便赤黃命予視之予曰諸痿喘嘔皆屬于上王太僕云上謂上焦也火氣炎上之氣謂皆熱甚而爲嘔以四生丸下三十行燥糞腸垢何啻數升其人昏困一二日頻以冰水呷之漸投凉乳酪芝蔴飲時時嚥之數日外大啜飲食精神氣血如昔繼生三子至五旬而卒

飲當去水溫補轉劇論二十四

留飲止證也不過畜水而已王氏脉經中派之爲四痰飲懸飲支飲溢飲千金方又派之爲五飲皆觀病之形狀而定名也今予皆不論此論飲之所得其來

有五有憤鬱而得之者有困乏而得之者有思慮而得之者有痛飲而得之者有熱時傷冷而得之者飲證雖多無出于此夫憤鬱而不得伸則肝氣乘脾脾氣不化故爲留飲肝主慮久慮而不決則飲氣不行脾主思久思而不已則脾結故亦爲留飲人因勞役遠來乘困飲水脾胃力衰因而嗜臥不能布散於脉亦爲留飲人飲酒過多腸胃已滿又復增之脬經不及滲泄久久如斯亦爲留飲因隆暑津液焦涸喜飲寒水本欲止渴乘快過多逸而不動亦爲留飲人若病飲者豈能出此五者之外乎夫水者陰物也但積

水則生濕停酒則生燥久則成痰在左脇者同肥氣在右脇者同息賁上入肺則多嗽下入大腸則爲瀉入腎則爲涌水濯濯如囊漿上下無所之故在太陽則爲支飲皆由氣逆而得之故濕在上者目黃面浮在下者股膝腫厥在中者支滿痞膈痰逆在陽不去者久則化氣在陰不去者久則成形今之用方者例言飲爲寒積皆用溫熱之劑以補之燥之夫寒飲在中反以熱藥從上投之爲寒所拒水濕未除反增心火火既不降水反下注其上焦枯其下寒慄內經曰出入廢則神機化滅升降息則氣立孤危渠不信夫

況乎留飲下無補法氣方隔塞積則轉增豈知內經所謂留者攻之何後人不師古之甚也且以白朮參苓飲者服之尚加悶塞況燔針艾火其痞可知前人處五飲丸三十餘味其間有礬石巴豆附子烏頭雖是下攻終同燥熱雖亦有寒藥相參力孤無援故今代劉河間依仲景十棗湯製三花神祐丸而加大黃牽牛新得之疾下三五十丸氣流飲去昔有病此者數十年不愈予診之左手脉三部皆微而小右手脉三部皆滑而大微小爲寒滑大爲燥余以瓜蔕散湧其寒痰數升汗出如沃次以導水禹功去腸胃中燥

垢亦數升其人半愈然後以淡劑流其餘蘊以降火
之劑開其胃口不踰月而痊夫黃連黃柏可以清上
燥濕黃芪茯苓可以補下滲濕二者可以收後不可
以先驅復未盡者可以苦葶藶杏仁桑白皮椒目逐
水之藥伏水皆去矣夫治病有先後不可亂投邪未
去時慎不可補也大邪新去恐反增其氣轉甚於未
治之時也昔河內有人病飲醫者斷為脾濕以木香
牽牛二味散之下十餘行因紿病人復變散為丸又
下十餘行復變丸為散又十餘行病者大困睡幾一
晝夜既覺腸胃寬潤惟思粥食少許日漸愈雖同斷

爲濕但補瀉不同其差至此內經曰歲土太過雨濕流行腎水受邪甚則飲發中滿太陽司天濕氣變物水飲內畜中滿不食註云此年太陰在泉濕監於地病之原始地氣生焉少陰司天濕土爲四之氣民病鼽衄飲發又土鬱之發民病飲發注下胕腫身重又太陰所至爲積飲否隔又太陰所至畜滿又太陰之勝與太陰之復皆云飲發于中以此考之土主濕化不主寒水主寒化不主濕天多黅雨地有積潦皆以爲水在內經屬土水霜凝沍風氣凄凜此水之化也故曰丑未太陰濕土辰戌太陽寒水二十化本自不同

其病亦異矣濕土太過則飲發于中令人以爲脾土不足則軒岐千古之書可從乎不可從乎

嗽分六氣毋拘以寒述二十五

嗽與咳一證也後人或以嗽爲陽欬爲陰亦無考據且内經欬論一篇純説嗽也其中無欬字由是言之咳即嗽也嗽即咳也陰陽應象大論云秋傷於濕冬生咳嗽又五藏生成篇云欬嗽上氣又診要經終云春刺秋分環爲欬嗽又示從容篇云欬嗽煩寃者腎氣之逆也素問惟以四處連言欬嗽其餘篇中止言咳不言嗽乃知咳嗽一證也或言嗽爲別一證如傷

醫書中說欬逆即咽中作梯磴之聲者是也此一說非內經止以嗽爲咳生氣通天論云秋傷於濕上逆而欬與大象論文義同而無嗽字乃知欬即是嗽明矣余所以若論此者孔子曰必也正名乎嗽之爲病自古歸之肺此言固不易也素問言肺病喘欬逆又曰欬嗽上氣厥在胸中過在手太陰陽明靈樞十二經惟太陰肺經云肺脹滿膨膨而喘咳他經則不言素問欬論雖言五臟六腑皆有欬要之止以肺爲主素問言皮毛者肺之合也皮毛先受邪氣註云邪謂寒氣經又曰邪氣以從其合也其寒飲食入胃從脾

脉上至于鼻則肺寒肺寒則內外合邪因而客之則爲肺欬後人見是言斷嗽爲寒更不參較他篇豈知六氣皆能嗽人若謂欬止爲寒邪何以歲火太過炎暑流行金肺受邪民病欬嗽歲木不及心氣晚治上勝肺金欬而鼽從革之紀金不及也其病嚏欬堅成之紀金太過也上徵與正商同其病欬少陽司天火氣下臨肺金上從欬嚏衄少陽司天火淫所勝欬唾血煩心少陽司天主勝則胸滿欬少陽司天之氣熱鬱於上欬逆嘔吐三之氣炎暑至民病欬嘔終之氣陽氣不藏而欬少陽之復枯燥煩熱驚瘛欬衄甚則

欬逆而血泄少陰司天熱氣生於上清氣生於下寒熱凌犯而生於中民病欬喘三之氣天政布大火行餘火內格腫於上欬喘甚則血溢少陰司天客勝則鼽嚏甚則咳喘少陰之復燠熱內作氣動於左上行於右欬皮膚痛則入肺欬而鼻淵若此之類皆生於火與熱也豈可專於寒乎謂欬止於熱與火耶厥陰司天客勝則耳鳴掉眩甚則欬若此之類乃生於風豈可專於熱與火也謂欬專於風耶太陰司天濕淫所勝欬唾則有血太陰之復濕變乃舉飲發于中欬喘有聲若此之類乃生於濕豈可專於風也謂咳止

於濕邪金鬱之發民病欬逆心脇痛歲金大過燥氣流行肝木受邪民病欬喘逆逆甚而嘔血陽明司天金火合德民病欬嗌塞陽明司天燥淫所勝欬腹中鳴陽明司天清復內餘則欬衄嗌塞心膈中熱欬不止而目血出者死陽明之勝清發于中嗌塞而欬陽明之復清氣大舉欬噦煩心若此之類皆生于燥豈可專於濕也謂欬止於燥耶太陽司天客氣勝則胸中不利出清涕感寒則欬若此之類乃生於寒豈可專於燥也又肺風之狀多汗惡風色皏然白時欬短氣晝日則差夜暮則甚亦風欬也勞風咳出青黃涕

其狀如膿大如彈丸亦風咳也有所亡失所求不得則發肺鳴鳴則肺熱葉焦亦熱欬也陽明厥逆喘欬身熱亦熱欬也一陽發病少氣善欬亦火欬也喘欬者水氣并於陽明亦濕欬也風水不能正偃則欬亦濕欬也腎氣腹大脛腫喘欬身重亦濕欬也脾痹者四肢懈墮發欬嘔汁上爲大寒亦寒欬也欬之六氣固然可以辯其六者之狀

風乘肺者日夜無度汗出頭痛涎痰不利非風欬之云乎

熱乘肺者急喘而嗽面赤潮熱手足寒乳子亦多有

之非暑着欬之云乎
火乘肺者咳喘上壅涕唾出血甚者七竅血溢非火
欬之云乎
燥乘肺者氣壅不利百節內痛頭面汗出寒熱往來
皮膚乾枯細瘡燥痒大便秘澁涕唾稠粘非燥欬之
云乎
寒乘肺者或因形寒飲冷冬月坐卧濕地或冒冷風
寒秋冬水中感之嗽急而喘非寒咳之云乎其法治
也風之嗽治以通聖散加半夏大人參半夏丸甚者
汗之暑之嗽治以白虎湯洗心散凉膈散加蜜一匙

爲呷之火之嗽治以黄連解毒湯洗心散三黄丸甚者加以鹹寒大下之濕之嗽治以五苓散桂苓甘露散及白术丸甚者以三花神祐丸下之燥之嗽治以木香葶藶散大黄黄連阿膠丸甚者以鹹寒大下之寒之嗽治以寧神散寧肺散有寒痰在上者以瓜蔕散越之此法雖已幾於萬全然老幼强弱虚實肥瘦不同臨時審定權衡可也病有變態而吾之方亦與之俱變然則枯礬乾薑烏梅罌粟殻其誤人也不爲少矣嗚呼有人自幼欬嗽至老不愈而亦不死者余平生見此等無限或小年咳嗽不計男女不數月而

殞者亦無限矣夫寧神寧肺散此等之人豈有不曾服者哉其不愈而死者以其非寒嗽故也彼執款冬花佛耳草至死不移者雖與之割席而坐可也曹魏時軍吏李成苦欬嗽晝夜不寐時吐膿血華佗以謂欬之所吐非從肺來以苦劑二錢匕吐膿血二升餘而瘥若此之嗽人不可不知也

九氣感疾更相為治衍二十六

天以氣而焘地以氣而持萬物盈乎天地之間咸以氣而生及其病也莫不以氣而得且風之氣和平而璺啓熱之氣暄而舒榮火之氣炎暑而出行濕之氣

淡滲而貧盈燥之氣清勁而悽愴寒之氣寒氛而歸
藏此六氣時化司化之常也及其變風之氣飄怒而
反太涼熱之氣太暄而反寒火之氣飄風燔燎而反
霜凝濕之氣雷霆驟注而反烈風燥之氣散落而反
濕寒之氣寒雪霜雹而反白埃此六氣之變也故天
久寒則治之以暑天久涼則治之以暄天久晦則治
之以明天久晴則治之以雨夫天地之氣常則安變
則病而況人禀天地之氣五運迭侵於其外七情交
戰於其中是以聖人嗇氣如持至寶庸人役物而反
傷太和此軒岐所以論諸病皆因於氣百病皆生於

氣遂有九氣不同之說氣本一也因所觸而爲九所謂九者怒喜悲恐寒暑驚思勞也其言曰怒則氣逆甚則嘔血及飧泄故氣逆上矣王太僕曰怒則陽氣逆上而肝木乘脾故甚則嘔血及飧泄也喜則氣和志達榮衛通利故氣緩矣悲則心系急肺布葉擧而上焦不通榮衛不散熱氣在中故氣消矣恐則精却却則上焦閉閉則氣還還則下焦脹故氣不行矣王太僕云恐則陽精却上而不下流下焦陰氣亦廻環而不散故聚而脹也然上焦固禁下焦氣還故氣不行也新校正云不行當作下行寒則腠理閉氣不行

故氣收矣王太僕云身凉則衛氣沉故皮膚文理及滲泄之處皆閉密而氣不流行衛氣收歛于中而不散也炅則腠理開榮衛通汗大出故氣泄矣王太僕云人在陽則舒在陰則慘故熱則膚腠開發榮衛大通津液而汗大出也驚則心無所依神無所歸慮無所定故氣亂矣勞則喘息汗出内外皆越故氣耗矣王太僕云疲勞役則氣奔速故喘息氣奔速則陽外發故汗出内外皆踰越於常紀故氣耗損也思則心有所存神有所歸正氣留而不行故氣結矣王太僕云繫心不散故氣亦停留此素問之論九氣其變甚

詳其理甚明然論九氣所感之疾則略惟論嘔血及飧泄余皆不言惟靈樞論思慮悲哀喜樂愁憂盛怒恐懼而言其病其言曰知者之養生也必順四時而適寒暑和喜怒而安居處節陰陽而和剛柔如是則辟邪不至而長生久視是故怵惕思慮則傷神神傷則恐懼流淫而不止因悲哀動中者竭絕而失生喜樂者神蕩散而不藏愁憂者氣閉塞而不行盛怒者神迷惑而不治恐懼者神蕩憚而不收怵惕思慮則傷神神傷則恐懼自失破䐃脫肉毛瘁色夭死于冬脾憂愁而不解則傷意意傷則悗亂四肢不舉毛瘁

色夭死于春肝悲哀動中則傷魂魂傷則狂忘不精
不正當人陰而攣筋兩脇不舉毛瘁色夭死于秋肺
喜樂無極則傷魄魄傷則狂狂者意不存人皮革焦
毛瘁色夭死于夏腎盛怒而不止則傷志志傷則喜
忘其前腰脊不可俛仰屈伸毛瘁色夭死于季夏恐
懼不解則傷精精傷則骨痠痿厥精時自下是故五臟
主藏精者也不可傷傷則失守而陰虛虛則無氣無
氣則死矣靈樞論神意魂魄志精所主之病然無寒
暑驚勞四證余以是推而廣之怒氣所至為嘔血為
飱泄為煎厥為薄厥為陽厥為胸滿脇痛食則氣逆

而不下爲喘渴煩心爲消癉爲肥氣爲目暴盲耳暴閉筋解發于外爲疽癰喜氣所至爲笑不休爲毛髮焦爲內病爲陽氣不收甚則爲狂悲氣所至爲陰縮爲筋攣爲肌痺爲脉痿男爲數溲血女爲血崩爲酸鼻辛頞爲目昏爲少氣不足以息爲泣則臂麻恐氣所至爲破䐃脫肉爲骨酸痿厥爲暴下綠水爲面熱膚急爲陰痿爲懼而脫頤驚氣所至爲潮涎爲目睘爲口呿爲癡癎爲不省人爲僵仆久則爲痛痺勞氣所至爲咽噎病爲喘促爲嗽血爲腰痛骨痿爲肺鳴爲高骨壞爲陰痿爲唾血爲瞑視爲耳閉男爲少精

女爲不月衰甚則潰潰乎若壞都汨汨乎不可止思
氣所至爲不眠爲嗜臥爲昏瞀爲中痞三焦閉塞爲
咽嗌不利爲膽癉嘔苦爲筋痿爲白淫爲得後與氣
快然如衰爲不嗜食寒氣所至爲上下所出水液澄
徹清冷下痢清白吐痢腥穢食已不飢堅痞腹滿急
痛癥瘕癩疝屈伸不便厥逆禁固炅氣所至爲喘嘔
吐酸暴注下迫轉筋小便渾濁腹脹大而鼓之有聲
如鼓瘡疽瘍疹瘤氣結核吐下霍亂瞀鬱腫脹鼻塞
鼽衄血溢血泄淋閟身熱惡寒甚則瞀瘛目昧不明
耳鳴或聾躁擾狂越罵詈驚駭禁慄如喪神守氣逆

衝上噎膈涌溢食不下附腫疼痠暴瘖暴注暴病暴死凡此九者內經有治法但以五行相勝之理治之夫怒傷肝肝屬木怒則氣并於肝而脾土受邪木太過則肝亦自病喜傷心心屬火喜則氣并於心而肺金受邪火太過則心亦自病悲傷肺肺屬金悲則氣并於肺而肝木受邪金太過則肺亦自病恐傷腎腎屬水恐則氣并於腎而心火受邪水太過則腎亦自病思傷脾脾屬土思則氣并於脾而腎水受邪土太過則脾亦自病寒傷形形屬陰寒勝熱則陽受病寒太過則陰亦自病熱傷氣氣屬陽熱勝寒則陰受病

熱太過則陽亦自病凡此七者更相爲治故悲可以治怒以愴惻苦楚之言感之喜可以治悲以謔浪褻狎之言娛之恐可以治喜以迫遽死亡之言怖之怒可以治思以汚辱欺罔之言觸之思可以治恐以慮彼志此之言奪之凡此五者必詭詐譎怪無所不至然後可以動人耳目易人視聽若胸中無材器之人亦不能用此五法也炅可以治寒寒在外者以焠鍼熨烙灸湯而汗之寒在内者以熱食温劑平之寒可以治炅炅在外者以清房涼榻薄衣以清劑汗之炅在内者以寒飲寒劑平之惟逸可以治勞經曰勞

者溫之溫謂溫存而養之今之醫者以溫爲溫之藥
差之久矣岐伯曰以平爲期亦謂休息之也惟習可
以治驚經曰驚者平之平謂平常也夫驚以其忽然
而遇之也使習見習聞則不驚矣此九者內經自有
是理庸工廢而不行今代劉河間治五志獨得言外
之意謂五志所發皆從心造故凡見喜怒悲驚思之
證皆以平心火爲主至於勞者傷於動動便屬陽驚
者駭于心心便屬火二者亦以平心爲主今之醫者
不達此旨遂有寒涼之謗群聚而譟之士大夫又從
而惑之公議何時而定耶昔余治一書生勞苦太過

大便結燥欬逆上氣時喝喝然有音嗌嘔鮮血余以苦劑解毒黄連湯加木香漢防己煎服時時啜之復以木香檳榔丸洩其逆氣不月餘而痊余又嘗以巫躍妓抵以治人之悲結者余又嘗以鍼下之時便雜舞忽笛鼓應之以治人之憂而心痛者余嘗擊拍門窻使其聲不絶以治因驚而畏響魂氣飛揚者余又嘗治一婦人久思而不眠余假醉而不問婦果呵怒是夜困睡又嘗以酸棗仁丸治人多憂以白虎湯不計四時調理人之暑余又以無憂散瀉人冬月得水中之寒痺次以麻黄湯數兩作一劑煎以棗薑熱服

汗出而愈如未愈者以苽蔕散涌之以火助其汗治寒厥亦然余嘗治大暑之病諸藥無効余從其頭數刺其痏出血立愈余治此數者如探囊然惟勞而氣耗恐而氣奪者爲難治喜者少病百脉舒和故也昔聞山東楊先生治府主洞泄不已楊初未對病人與衆人談日月星辰躔度及風雲雷雨之變自辰至未而病者聽之而忘其圊楊嘗曰治洞泄不已之人先問其所好之事好棊者與之棊好樂者與之笙笛勿輟又聞莊先生者治以喜樂之極而病者莊切其脉爲之失聲佯曰吾取藥去數日更不來病者悲泣辭

其親友曰吾不久矣莊知其將愈慰之詰其故莊引素問曰懼勝喜此二人可謂得玄關者也然華元化以怒郡守而幾見殺文摯以怒齊王而竟殺之千萬人中僅得一兩人而反招暴禍若乃醫本至精至微之術不能自保果賤技也哉悲夫

三消之說當從火斷二十七

八卦之中離能烜物五行之中惟火能焚物六氣之中惟火能消物故火之爲用燔木則消而爲炭焚土則消而爲伏龍肝煉金則消而爲汁煅石則消而爲灰煮水則消而爲湯煎海則消而爲鹽乾汞則消而

爲粉鼓鑄則消而爲丹故澤中之潦涸於炎暉鼎中之水乾於壯火蓋五臟心爲君火正化腎爲君火對化三焦爲相火正化膽爲相火對化得其平則烹煉飲食糟粕去焉不得其平則燔灼臟腑而津液竭焉故入水之物無物不長入火之物無物不消夫一身之心火甚於上爲膈膜之消甚於中則爲腸胃之消甚於下爲膏液之消甚於外爲肌肉之消上甚不已則消及於肺中甚而不已則消及於脾下甚而不已則消及於肝腎外甚而不已則消及于筋骨四臟皆消盡則心始自焚而死矣故素問有消癉消中消渴

風消膈消肺消之說消之證不同歸之火則一也故
消癉者衆消之總名消中者善飢之通稱消渴者善
飲之同謂惟風消膈消肺消此三說不可不分風消
者二陽之病二陽者陽明也陽明者胃與大腸也心
受之則血不流故女子不月脾受之則味不化故男
子少精皆不能成隱曲之事火伏於內久而不已爲
風所鼓消渴腸胃其狀口乾雖飲水而不嚥此風熱
格拒於賁門也口者病之上源故病如是又經曰二
陽結謂之消此消乃腸胃之消也其善食而瘦者名
曰食㑊此消乃肌肉之消也膈消者心移熱於肺傳

爲膈消王太僕云心肺兩間中有斜膈膜下際内連横膈膜故心移熱于肺久久傳化内爲膈熱消渴而多飲者此雖肺金受心火之邪然止是膈消未及于肺也故飲水至斗亦不能止其渴也其狀多飲而數溲或不數溲變爲水腫者皆是也此消乃膈膜之消也肺消者心移寒于肺肺主氣經曰飲食入胃遊溢精氣上輸於脾脾之精氣上歸于肺通調水道下輸膀胱水精四布五經並行以爲常也靈樞亦曰上焦如霧中焦如漚下焦如瀆今心爲陽火先受陽邪陽火内鬱火鬱内傳肺金受制火與寒邪皆來乘肺肺

外爲寒所薄氣不得施內爲火所爍亢極水復故皮膚索澤而辟著溲溺積濕而頻并上飲半升下行十合故曰飲一溲二二者以膈消不爲寒所薄陽氣得宣散於外故可治肺消爲寒所薄陽氣自潰于中故不可治此消乃消及於肺藏者也又若脾風傳之腎名曰疝瘕少腹寃熱而痛出白液名曰蠱王太僕云消爍脂肉如蟲之蝕日漸損削此消乃膏液之消也故後人論三焦指以爲腎消此猶可治久則變瘓不救必死此消乃消及於腎藏者也夫消者必渴渴亦有三有甘之渴有石之渴有火燥之渴肥者令人內熱

甘者令人中滿其氣上溢轉爲消渴經又曰味厚者發熱靈樞亦曰鹹走血多食之人渴鹹入于胃中其氣上走中焦注於脉則血氣走之血與鹹相得則凝乾而善渴血脉者中焦之道也此皆肥甘之渴夫石藥之氣悍適足滋熱與熱氣相遇必內傷脾此藥石之渴也陽明司天四之氣嗌乾引飲此心火爲寒水所鬱故然少陽司天三之氣炎暑至民病渴太陽司天甚則渴而欲飲水行凌火火氣鬱故然少陰之復渴而欲飲少陽之復嗌絡焦槁渴引水漿色變黃赤又傷寒五日少陰受之故口燥舌乾而渴腎熱病者

苦渴數飲此皆燥熱之渴也故膏粱之人多肥甘之渴石藥之渴藜藿奔走之人多燥熱之渴二者雖殊其實一也故火在上者善渴火在中者消穀善饑火在上中者善渴多飲而數溲火在中下者不渴而溲白液火偏上中下者飲多而數溲此其別也後人斷消渴爲腎虚水不勝火則是也其藥則非也何哉以八味丸治渴水未能生而火反助也此等本不知書妄引王太僕之注益水之源以消陰翳壯火之主以制陽光但益心之陽寒熱通行強腎之陰熱之猶可豈知王太僕之意以寒熱而行之也腎本惡燥又益

之以灰可乎今代劉河間自製神芎丸以黃芩味苦入心牽牛大黃驅火氣而下以滑石引入腎經此方以牽牛滑石爲君以大黃黃芩爲臣以芎連薄荷爲使將離入坎真得黃庭之秘旨也而又以人參白朮湯消痞丸大人參散碧玉雞蘇散數法以調之故治消渴最爲得體昔有消渴者日飲數升先生以生薑自然汁一盆置之密室中具罌杓于其間使其人入室從而鎖其門病人渴甚不得已而飲汁盡渴減內經辛以潤之之旨內經治渴以蘭除其陳氣亦辛平之劑也先生之湯劑雖用此一味亦必有傍藥助之

初虞世曰凡渴疾未發瘡瘍便用大黃寒藥利其勢使大困大虛自勝如發瘡瘍膿血流漓而殞此真俗言也故巴郡太守奏三黃丸能治消渴余嘗以膈數年不愈者减去朴硝加黃連一斤大作劑以長流千里水煎五七沸放冷日呷之數百次以桂苓甘露散白虎湯生藕節汁淡竹瀝生地黃汁相間服之大作劑料以代飲水不日而痊故消渴一證調之而不下則小潤小濡固不能殺炎上之勢下之而不調亦旋飲旋消終不能沃膈膜之乾下之調之而不减滋味不戒嗜慾不節喜怒病已而復作能從此三者消渴

亦不足憂矣況靈樞又說心脉滑爲善渴經又曰滑
者陽氣勝又言五臟脉心脉微小爲消癉又言五臟
脆爲消癉又言消癉之人薄皮膚而肉堅固以深長
衝直揚其心剛剛者多怒怒則氣逆上胸中畜積血
氣逆流髖皮充肌血脉不行轉而爲熱熱則消肌膚
故爲消癉又言五臟皆柔弱者善病消癉夫柔弱者
必有剛強剛強者多怒柔弱者易傷也余以是遂悟
氣逆之人非徒病消渴若寒薄其外亦爲癰腫少氣
狂膈中肺消涌水者熱客其臟則亦爲驚衄膈消柔
痓虛腸澼者客其腑則爲癃溺血口糜虙瘕爲沉食

係辛頞鼻淵衄衊瞑目蓋此二十一證皆在氣厥論
中經曰諸逆衝上皆屬於上一言可了善讀書者以
是求之

虫蠹之生濕熱爲主訣二十八

巢氏之衍九虫三蠹詳矣然虫之變不可勝窮要之
皆以濕熱爲主不可純歸三氣虛與食生具巢氏之
衍九虫也曰伏蚘白肉肺胃弱赤蟯伏虫長四分群
虫之主也蚘虫長一尺亦有長五六寸其發動則腹
中痛發種聚行徃來上下痛有休息亦攻心痛口喜
吐涎及吐清水貫傷心則死診其脉腹中痛其脉法

當沉弱令脉反洪大是蚘蟲也白蟲長一寸相生子孫轉多長四五尺亦能殺人寸白蟲色白頭扁小因飲白酒以桑枝貫牛肉炙食之并生栗所成又云食生魚後即飲乳酪亦生其發動則損人精氣腰腳疼此蟲長一尺則令人死肉蟲狀如爛杏令人煩滿肺蟲狀如蠶令人咳嗽胃蟲狀如蝦蟆令人嘔逆吐喜噦弱蟲狀如瓜瓣又名鬲蟲令人多唾赤蟲狀如生肉動則腹鳴蟯蟲至微形如菜蟲居胕腸中多則爲痔搖則爲癩因以瘡處以生癰疽癬瘻瘑疥齲蟲無故不爲人患亦不盡有有亦不必盡多或偏無者

此諸虫依腸胃之間若人臟腑氣實則不爲害虚則侵蝕隨其虫之動能變成諸疾也三十䘌者濕䘌由脾胃虚爲水濕所乘腹内蟲動侵蝕成䘌若上唇生瘡是蟲蝕五臟則心煩懊若下唇生瘡是虫蝕下部則肛門爛開心䘌者因虚而動攻食心謂之心䘌瘑䘌者有五曰白赤蟯䘌黒凡五種白者輕赤者次蟯者又次䘌者又次黒者最重皆從腸裏上食咽喉齒齦並生瘡下至穀道傷爛下利膿血嘔逆手足心熱腰脚痛嗜臥秋冬可春夏甚巣氏之論虫䘌爲病之狀固詳矣然蟲之變此數者天地之間氣之所至百虫

爭出如厥陰所至為毛化其應春其蟲毛其畜犬其應夏其蟲羽其畜馬其應長夏其蟲倮其應秋其蟲介其畜雞其應冬其蟲鱗其畜彘其畜犬雞其蟲毛介其畜彘其蟲羽鱗其畜牛犬其蟲倮毛其畜雞羊其蟲介羽其畜彘牛其蟲鱗倮其臟肝脾其蟲毛介其臟心肺其蟲羽鱗其臟脾腎其蟲倮毛其臟肺肝其蟲介羽其臟腎心其蟲鱗倮地氣制己勝天氣制勝己天制色地制形色者青黃赤白黑形者毛羽倮介鱗其生也胎卵湿化其成也跂行飛走故五氣五味根于中五色五類形于外而有一歲之中互有勝

復故厥陰司天毛蟲靜羽蟲育介蟲不成居泉毛蟲育倮蟲耗羽蟲不育少陰司天羽蟲靜介蟲育毛蟲不成居泉羽蟲育介蟲耗不育太陰司天倮蟲靜鱗蟲育羽蟲不成少陽居泉倮蟲育鱗蟲不成居泉羽蟲育介蟲耗毛蟲不育陽明司天介蟲靜羽蟲育介蟲不成居泉介蟲育毛蟲耗羽蟲不成太陽司天鱗蟲靜倮蟲育居泉鱗蟲耗倮蟲不育如風勝則倮蟲不滋此之類也皆五行之相剋也惟濕復則鱗見于陸爲濕土相剋水長則反增水鱗雖炎然見于陸則反當死故不同也切巢氏曰脾胃虛而爲水

濕所乘者非也乃脾胃大甚熱爲水濕多也以玄珠考之蟲得木之氣乃生得雨之氣乃化以知非厥陰風木之氣不生非太陰濕土之氣不成豈非風木主熱雨澤主濕所致耶故五行之中皆有蟲惟金之中其蟲寡冰之中無蟲且諸木有蠹諸果有螬諸菜有蟲諸菽有蚄五穀有螟螣蝥蠈麥朽蛾粟破蟲出草腐而螢蚊糞積而蛴螬若此者皆木之蟲也烈火之中有鼠爛灰之中有蠅若此者皆火之蟲也土中蟠蛇坯中走蚓穴蟻墻蝎田螻崖蜴若此者皆土之蟲也科斗孕於古池蛭馬躍于荒湫魚滿江湖蛟龍

藏海若此者皆水中之蟲也昔有治者碎一破釜瓶入火爐其鐵斷處窠臼中有一蟲如米中蟲其色正赤此釜烹飪不啻千萬不知何以生了不可曉亦金火之氣也惟氷之中未嘗見蟲焉北方雖有氷鼠止是食氷非生于氷也乃知木火屬春夏溼土屬季夏水從土化故多蟲金從秋氣水從冬氣故無蟲焉若以生物有被麴有麴蟲醬有醬蟲醯有醯蟲飲食停久皆有蟲若以爲動物不生蟲如戶樞不蠹之類然動勞之人亦有蟲豈有不動者耶且文籍衣服故不閲不衣而不蠹然非經季夏陰注或暴乾不待冷納

于窨中亦不生蟲蠹也或瓮傍地濕鼠婦來明墻下壤乾狗蚤居中豈均生于濕耶蓋蚤雖不生于濕亦有生于冬熱則蟲生寒則不生理故然也夫蟲之所居必于脾胃深處藥之所過在于中流蟲聞藥氣而避之群者安得取之予之法先令饑甚次以檳榔雷丸爲引予別下蟲藥大下十數行可以搐而空濾上張子政用此法下蟲數百相啣長丈餘若夫瘡久而蟲蛆者以木香檳榔散傅之神良別有墜蛆之藥皆其方中此不具陳也

補論二十九

予幼歲留心于醫而未嘗見其達者貞祐間自沃來河之南至潁仕而從遊張君仲傑之縣舍得遇太醫張子和先生誨仲傑以醫而及於游公君寶輩不肖猗歟大哉先生之學明妙道之淵源造化之根本論五運之抑鬱發越六氣之勝復淫鬱定以所制之法配以所宜之方準繩既陳曲直自正規矩既設方圓自成先生之學其學者之準繩規矩歟雖爲人天師可也望而知之以盡其神聞而知之以盡其聖問而知之以盡其工切而知之以盡其巧何假飲上池之水而照見人五臟乎一目而無餘矣至約之法其治

有三所用之藥其品有六其治三則汗下吐其品六則辛甘酸苦鹹淡也雖不云補理實具焉予恐人之惑于補而莫之解故續補說於先生汗下吐三論之後我輩所當聞醫流所當觀而人之所當共知也予考諸經檢諸方試爲天下好補者言之夫人之好補則有無病而補者有有病而補者無病而補者誰與上而縉紳之流次而豪富之子有金玉以榮其身芻豢以悅其口寒則衣裘暑則臺榭動則車馬止則裀褥味則五辛飲則長夜醉飽之餘無所用心而應致力于牀笫以欲竭其精以耗散其真故年半百而衰

也然則奈何以藥為之補矣或步諸庸醫或問諸遊客庸醫故要用相求以所論者輕輕之則草木而已草木則從蓉牛膝巴戟天兎絲之類游客以好名自高故所論者重重之則金石而已金石則丹砂起石硫黃之類吾不知此為補也而補何臓乎以為補心耶而心為丁火其經則手少陰熱則瘡瘍之類生矣以為補肝耶肝為乙木其經則足厥陰熱則掉眩之類生矣脾為己土而經則足太陰以熱補之則病腫滿肺為辛金而經則手太陰以熱補之病憤鬱心不可補肝不可補脾不可補肺不可補莫非為補腎乎

人皆知腎爲癸水而不知經則子午君火焉補腎之火火得熱而益熾補腎之水水得熱而益涸既熾其火又涸其水上接于心之丁火火獨用事肝不得以制脾土肺金不得以制肝木五臟之極傳而之六腑六腑之極遍而之三焦則百病交起萬疾俱生小不足言大則可懼不疽則中不中則暴瘖而死矣以爲無病而補之者所得也且如有病而補之者誰歟上而仕宦豪富之家微而農商市庶之輩嘔而補吐而補泄而補痢而補瘧而補欬而補勞而補產而補嘔吐則和胃丸丁沉煎瀉痢荳蔻丸御米殻散欬不五

味則辛神散勞不桂附則山藥萸不烏金則黑神香不知此為補果何意耶殊不知嘔得熱而愈酸吐得熱而愈暴泄得熱而清濁不分痢得熱而休息繼至瘧得熱而進不能退欬得熱而濕不能除勞得熱而火益煩崩得熱而血愈崩蓋如是而死者八九生者一二死者枉生者幸幸而一生憔悴之態人之所不堪也視其寒用熱以補之矣若言其補則前所補者此病何如子請為言補之法大抵有餘者損之不足者補之是則補之義也陽有餘而陰不足則當損陽而補陰陰有餘而陽不足則當損陰而補陽熱則芒

硝大黄損陽而補陰也寒則乾薑附子損陰而補陽
也豈以熱藥而云補乎哉而寒藥亦有補之義也
經曰因其盛而減之因其衰而彰之此之謂也或曰
形不足者温之以氣精不足者補之以味茲此温補
二字便爲温補之法惟用温補之藥且温補二字特
爲形精不足而設豈爲病不病而設哉雖曰温之止
言其氣雖曰補之止言其味曷嘗言熱藥哉至於天
之邪氣感則害人五藏實而不滿可下而已水穀之
寒熱感則害人六府滿而不實可吐而已地之濕氣
感則害人皮肉筋脉邪從外入可汗而已然發表不

遠熱而無補之意人之所稟有彊有弱彊而病病而
愈愈而後必能復其舊矣弱而病病而愈愈而後不
必復其舊矣是以有保養之說然有是說熱藥亦安
所用哉愼言語節飲食是矣以日用飲食言之則黍
稷禾麥之餘食粳者有幾雞豚牛羊之餘食血者有
幾桃杏李梅之餘食梨者有幾葱韭薤蒜之餘食葵
者有幾其助則薑桂椒蒔其和則鹽油醯醬常而粥
羮別而焦炒異而燒炙甚則以五辣生鮮而薦酒之
殽以薑醋羮羊而按酒之病大而富貴比此尤甚小
而市庶亦得以享此吾不知何者爲寒何物爲冷而

以熱藥為補哉日用飲食之間已為太過矣嘗聞人之所欲者生所惡者死今反忘其寒之生甘於熱之死則何如由其不明素問造化之理本草藥性之源一切委之於庸醫之手醫者曰寒涼之藥雖可去疾柰何腑臟不可使之久冷脾胃不可使之久寒保養則固可温補之是宜斯言方脫諸口已深信於心矣如金石之不可變山嶽之不可移以至於殺身而心無少悔嗚呼醫者之罪固不容誅而用之者亦當分受其責也病者之不悔不足怪也而家家若是何難見而難察邪人惟不學故耳亦有達者之論以素問

爲規矩準繩以本草爲斤斧法則矣其熱則寒涼其劑則兩其先則百人之聞者如享美饌而見蛆蠅惟恐去之不亟也何哉而所見者丘垤及見談泰山則必駭不敢唾而遠則幸矣尚敢彙其言之能從乎茲正之所以難立而邪之所以易行也吾實憂之且天下之不知過不在天下而已在醫流尚不知何責於天下哉噫春秋之法責賢不責愚所謂我輩者猶且棄道學之本源而拘言語之末節以文章自富以談辨自强坐而昂昂立而行行潤其歩翼其手自以爲高人而出塵表以天下聰明莫已若也一旦疾之臨

身瞶然無所知若搏風之不可得迷若捕影之不可獲至於不得已則聽庸醫之裁判疾之愈則以爲得人不愈則以爲疾之既極無可柰何委之於命而甚於泉下矣嗚呼實與愚夫殆去相遠此吾所以言之喋喋也然而未敢必其聽之何如耳雖然吾之説非止欲我輩共知欲醫流共知欲天下共知也我輩共知醫流共知天下共知愜吾之意滿吾所望矣

水解三十

余昔訪靈臺間太史見銅壺之漏水焉太史召司水者曰此水已三環過水滑則漏迅漏迅則刻差當易

新水余劃然而悟曰天下之水用之滅火則同濡槁則同至於性從地變質與物遷未嘗同焉故蜀江濯錦則鮮濟源烹楮則皛南陽之潭漸于菊其人多壽遼東之澗通于葠其人多髮晉之山產礬石泉可愈疽戎之麓伏硫黃湯可浴癘楊子宜荈淮萊宜醸滄鹵能鹽阿井能膠澡垢以污茂田以苦癭消于藻帶之波痰破于半夏之洳冰水咽而霍亂息流水飲而癃閟通雪水洗目而赤退鹹水濯肌而瘡乾菜之以爲虀鐵之以爲漿麴之以爲酒蘖之以爲醋千派萬種言不容盡至于井之水一也尚數名焉況其他者

乎及酌而傾曰倒流出甕未放曰無根無時初出曰新汲將旦首汲曰井華夫一井之水而功用不同豈烹煮之間將行藥勢獨不擇夫水哉昔有患小溲閟者衆工不能瘥予易之長川之急流取前藥而沸之一飲立溲元疇聞之曰精乎哉論也近讀靈樞經有半夏湯治不瞑以流水千里外者八升揚之萬遍取其清五升炊以葦水火正與此論合乃知子和之於醫觸一事一物皆成治法如張長史草書妙天下得之公孫劍器用心亦勞矣後之用水者當以子和之言爲制余于是乎作水解

儒門事親卷之三

儒門事親卷之四

戴人張子和著
新安吳勉學校

風一

夫風者，厥陰風木之主也。諸風掉眩，風痰風厥，涎潮不利，半身不遂，失音不語，留飲飧泄，痰實嘔逆，旋運口喎，搐搦僵仆，目眩，小兒驚悸狂妄，胃脘當心而痛，上支兩脇，咽膈不通，偏正頭痛，首風沐風，手足攣急，肝木爲病，人氣在頭。

防風通聖散　防風天麻湯　防風湯

祛風丸　排風湯　小續命湯

追風散

暑二

夫暑者爲少陰君火之主也諸痛痒瘡瘍癰疽腫毒及肩煩熱嗌乾欬喘唾血泄血胕腫肩脾皆內痛心肺脹腹脹鬱悶風溫病多發風傷于榮溫傷於衛血爲榮氣爲衛其脉兩手多沉自汗出身重多睡必鼾三日以裏且宜辛涼解之或辛溫解之如不已裏症未罷大不可下如下則胃中虛空四日之外表熱入裏則譫語口乾發疹潮熱直視失溲者十死八九

肺金爲病人氣在胸及小兒瘡疹丹熛但發人氣在
腹　白虎湯　桂苓甘露散　化痰玉壺丸
益元散　玉露散　石膏散

濕三

夫濕者爲太陰濕土之主也諸濕腫滿霍亂泄注胕
腫骨痛及腰膝頭項痛風痺痿厥唾有血心懸如飢
熱痛始作三陽受之一日太陽二日陽明三日少陽
可汗而已如四日太陰五日少陰六日厥陰可下而
已或七日不愈再傳至十三日大邪皆去六經悉和
則愈矣腎水爲病

五苓散　葶藶木香散　白朮木香湯

益元散　大橘皮湯　神助散

桂苓白朮丸

火四

夫火者少陽相火之主也諸暴死發熱惡寒痛病大作傳爲水腫面黃身痿泄注膿血赤白爲利癰腫瘡毒丹熛瘍疹小兒瘡瀉腹脹暴下如水心胸中熱甚則鼽衄胸脇皆痛耳聾口苦舌乾與臟毒下血米穀不化腸鳴切痛消渴上喘肺金爲病

涼膈散　黃連解毒湯　瀉心散

神芎丸　八正散　調胃散

調胃承氣湯

燥五

夫燥者是陽明燥金之主也諸氣憤鬱腸胃乾涸皮膚皴揭脇痛寒瘧喘咳腹中鳴注泄鶩溏脇肋暴痛不可反側嗌乾面塵肉脫色惡及丈夫㿗疝婦人少腹痛帶下赤白瘡瘍痤癤喘咳潮熱大便澀燥及馬刀挾癭之瘡肝木爲病

神功丸　脾約丸　麻仁丸

潤體丸　四生丸

寒六

夫寒者是太陽寒水之主也諸寒冷濕痺肘臂攣急秋濕既多寒咳爲嗽猕厥心痛心中澹澹大動胸脇胃脘痛不可食食已不饑吐利腥穢屈伸不便上下所出不禁目盲堅痞色炲渴而飲冷積水足浮腫囊縮四肢冷爪甲青心火爲病

薑附湯　四逆湯　二薑湯

术附湯　大巳寒丸　理中湯

解利傷寒七

人冒風時氣濕病傷寒三日以裏頭痛身熱惡寒可

用通聖散益元散各五七錢水一大椀入生薑十餘片葱白連鬚者十餘莖豆豉一撮同煎三五沸去滓稍熱先以多半投之良久用釵子於咽喉中探引吐了不宜嗽口次用少半亦稍熱投之更用葱醋酸辣湯投之衣被蓋覆汗出則愈矣如遇世亂內經曰歲火太過炎暑流行火氣太盛肺金受邪上應熒惑大而明現若用辛涼之劑解之則萬舉萬全也若遇治世人安可用升麻湯葛根湯敗毒散辛溫之劑解之亦加葱根白豆豉上涌而表汗內經曰因其輕而揚之揚者發揚也吐汗發揚寒熱之邪既吐汗之後必

大將息旬日之後其邪不復作也
又一法或於無藥之處可用酸虀汁一大椀煎三五沸去菜葉猛服訖少間用釵子於咽喉中探引吐了如此三次後煎葱酸辣湯投之以衣被蓋覆汗出則解
内經曰酸苦涌泄為陰涌者吐也傷寒三日頭痛身熱是病在上也在上者固宜涌之然後以淡漿粥養之一二日則愈矣
又一法可用不臥散解之於兩鼻内嗃之連嚏噴三二十次以衣被蓋覆用此藥時當於煖室中嚏罷以酸辣漿粥投之汗出如洗嚏噴者同吐法也此法可

與雙解散爲表裏也
又有導引一法可於一閒處用之先教病人盤脚而坐次用兩手交十指攀腦後風池風府二穴乃是風門也向前叩首幾至于地如此連點一百二十數急以葱醋粥辛辣湯投之汗出立解
傷寒溫疫時氣冒風中暑俱四時不正之氣也人若初感之皆頭痛惡寒身熱及寒熱往來腰脊強是太陽經受之也內經曰可先治外而後治內先用生薑葱白豆豉煎雙解散上涌及汗出則解如不解者至五六日或不大便喘滿譫語實熱兩手脉沉可用調

胃大小承氣湯下之愼不可用銀粉巴豆霜杏仁芫花熱藥下之則必死此先治外而後治內也如大汗之後愼不可食葵羹藿葉羊猪雞犬魚兎等肉惟不先明必致重困後必難治也傷寒七八日發黃有斑潮熱腹滿者或痰實作止雖諸承氣湯下過者仲景曰寸口脉浮滑者可用瓜蔕散吐之然傷寒寸口脉浮滑者可用雜病寸口脉沉者可吐叔和云寸脉沉兮胸有痰啓玄子曰上盛不已吐而奪之是也

風八

夫中風失音悶亂喎斜口眼內經曰風之爲病善行

而數變故百病皆生於風也可用三聖散吐之如不省人事牙關緊閉粥菜不能下者煎三聖散鼻內灌之吐出涎口自開也次服通聖散涼膈散大人參半夏丸桂苓甘露散等大忌雞豬魚兎酒醋蕎麵動風引痰之物吐痰之法在方論中

頭風眩運手足時復麻痹胃脘發痛心腹滿悶按之如水聲可用獨聖散吐之吐訖可服辛涼清上之藥仲景曰此寒痰結於胸中之致然也

痺九

夫大人小兒風寒濕三氣合而爲痺及手足麻木不

仁者可用鬱金散吐之吐訖以導水丸通經散泄之泄訖以辛溫之劑發散汗出則可服當歸芍藥乳沒行經和血等藥如不愈則便不宜服此等藥

瘵十

夫男女年少面黃身熱肌瘦寒熱往來如瘧更加涎嗽不止或喘滿面浮此名曰肺瘵可用獨聖散吐之吐訖次用人參柴胡飲子小柴胡飲子加當歸桂苓甘露散之類內經曰男女之病皆同也男子精不足是味不化也女子血不流是氣不用也又曰形不足者溫之以氣精不足者補之以味是也

厥十一

夫厥之爲病手足及膝下或寒或熱也舉世傳爲脚氣寒溼之病豈知内經中本無脚氣陽氣衰于下則爲寒厥陰氣衰于上則爲熱厥熱厥爲手足熱寒厥爲手足寒也陽經起于足指之表陰經起于足心之下陽氣勝則足下熱陰氣勝則足下寒熱厥者寒在上也寒厥者熱在上也寒在上者以温劑補肺金熱在上者以涼劑清心火則愈矣若尸厥痿厥風厥氣厥酒厥可以湧而醒次服降火益水和血通氣之藥使粥食調養無不瘥者若其餘諸厥倣此行之愼勿

當疑似之間便作風氣相去遠矣

癇十二

夫癇病不至於目瞪如愚者用三聖散投之更用大盆一箇於暖室中令汗下吐三法俱行次服通聖散百餘日則愈矣至於目瞪愚者不可治內經曰神不得守謂神亂也

瘧十三

夫富貴膏粱之人病瘧或間日或頻日或作熱或作寒或多寒少熱或多熱少寒宜以大柴胡湯下之正過三十五行次服白虎湯玉露散桂苓甘露散之類如

不愈者是積熱大甚宜以神芎藏用丸三花神祐丸調胃承氣湯等藥大作劑料下之下訖以長流水煎五苓散服之或服小柴胡湯數服亦可如不愈復以常山散吐之後服涼膈散白虎湯之類必愈矣大忌熱麵及羊肉雞猪魚兔等物如食之瘧疾復作以至不救

貧賤藜莧之人病瘧以飲食踈糲衣服寒薄勞力動作不可與膏粱之人同法而治臨發日可用野夫多效方溫脾散治之如不愈用辰砂丹治之則愈矣如服藥訖宜以長流水煎白虎湯五苓散服之不宜食

熱物及燥熱之藥以瘧疾是傷暑伏熱之故也內經曰夏傷於暑秋必痎瘧可不信哉忌物同前

泄痢十四

夫大人小兒暴注瀉水不已內經曰注下也注下者水利也火運太過之病火主暴速之故也急宜用水調桂苓甘露散五苓散益元散或以長流水煎放冷服則愈慎不可驟用罌粟殼乾薑荳蔻聖散子之類縱瀉止則腸胃不通轉生他疾止可以分陰陽利水道而已

疳利十五

夫病痟利米穀不化日夜無度腹中雷鳴下利完穀出可用導水丸禹功散瀉訖一二日可服胃風湯不愈則又可與桂枝麻黃湯發汗則愈矣內經曰久風入中爲腸澼飧泄啓玄子云風在腸中上薰於胃所食不化而出又云飧泄者是暮食不化也又經云春傷於風夏必飧泄故可汗而愈內經曰風隨汗出痛隨利減若服豆蔻罌粟殼之類久而不輟則變爲水腫以成不救也

臟毒下血十六

夫臟毒下血可用調胃承氣湯加當歸瀉訖次用芎

藥蘗皮丸黃蓮解毒湯五苓益元各停調下五七錢服之內經曰腸澼便血何如答曰澼者腸間積水也身熱則死寒則生熱爲血氣敗故死寒爲榮氣在則生七日而死者死於火之盛數也

下利膿血十七

夫下利膿血腹痛不止可用調胃承氣湯加生薑棗煎更下藏用七八十丸量虛實加減瀉訖次用長流水調五苓散五七錢或加燈心煎調下亦得調益元散五七錢亦可大忌油膩一切熱物則愈矣

水泄不止十八

夫男子婦人病水濕瀉注不止因服豆蔻烏梅薑附峻熱之劑遂令三焦閉濇水道不行水滿皮膚身體否腫面黄腹大小便赤濇兩足按之陷而復起内經曰諸濕腫滿皆屬脾土可用獨聖散吐之如時月寒凉宜於煖室不透風處用火一盆以藉火力出汗次以導水禹功散量虚實瀉十餘行濕去腫减則愈矣是汗下吐三法齊行既汗下吐訖臓腑空虚宜以淡漿粥養腸胃二三日次服五苓散益元同煎燈心湯調下如勢未盡更宜服神助散舊名葶藶散可以流濕潤燥分陰陽利小便不利小便非其法也既平之

後宜大將息忌魚鹽酒肉菓朮房室等事如此三年則可矣如或不然必死而不救也

痔漏腫痛十九

夫痔漏腫痛内經曰因而大飽筋脉横解腸澼爲痔痔而不愈變而爲漏同治濕法而治之可先用導水丸禹功散瀉訖次服枳殻丸木香檳榔丸更加以葵羹菠菜猪羊血等通利腸胃大忌房室雞魚酒醋等物勿食之

霍亂吐瀉二十

夫霍亂吐瀉不止者可用五苓散益元散各停冰水

調下五七錢如無氷水可用新汲水調下桂苓甘露散玉露散淸凉飲子調下五七錢或香薷湯調下五七錢亦可如無巳上諸藥可服地漿三五盞亦可地漿者可於凈地掘一井子用新汲水一桶並於井子攪令渾候澄淸連飲三五盞立愈大忌白朮湯薑桂烏附種種燥熱之藥若服之則必死矣巢氏云霍者揮霍而成疾亂者陰陽亂也皆由陰陽淸濁二氣相干故也

大便澁滯二十一

夫老人久病大便澁滯不通者可服神功丸麻仁丸

四生丸則愈矣時復服葵菜菠薐猪羊血自然通利也内經云以滑養竅是也此病不愈令人失明也

五種淋瀝二十二

夫大人小兒病沙石淋及五種淋瀝閉癃并臍腹痛益元散主之以長流水調下八正散石葦散依方服用此三藥皆可加減服之

酒食不消散二十三

夫一切冷食不消宿酒不散亦同傷寒身熱惡寒戰慄頭項痛腰脊強及兩手脉沉不可用雙解止可用導飲丸五六十丸量虚實加減利五七行所傷冷食

宿酒若推盡則頭痛等病自愈也次以五苓散生薑棗長流水煎服五六服不可服酒癥進食丸此藥皆犯巴豆有熱毒之故也

酒食所傷二十四

夫膏粱之人起居閒逸奉養過度酒食所傷以致中脘留飲脹悶痞膈醋心可服木香導飲丸以治之夫藜藿之人飲食粗糲衣服寒薄勞役動作一切酒食所傷以致心腹滿悶時嘔酸水可用進食丸治之

沉積水氣二十五

夫一切沉積水氣兩脇刺痛中滿不能食頭目眩者

可用茶調散輕涌訖冷涎一二升次服七宣丸則愈矣木香檳榔丸導飲丸亦妙不可用巴豆銀粉等藥

諸積不化二十六

夫諸積不化可服無憂散每月瀉三五次可用桂苓白朮丸散妙功丸大忌生硬粘滑動風發熱等物

骨蒸熱勞二十七

夫男子婦人骨蒸熱勞皮膚枯乾痰唾稠粘四肢疼痛面赤脣乾煩燥睡卧不寧或時喘嗽飲食少味困弱無力虛汗黃瘦等疾内經曰男子因精不足而成女子因血不流而得也可先以茶調散輕涌訖次以

導水禹功散輕瀉三兩行後服柴胡飲子桂苓甘露散搜風丸白术調中湯木香檳榔丸人參犀角散之類量虛實選而用之如咯血吐血便血此乃亡血也並不宜吐吐之則神昏內經曰血者人之神也故亡血則不宜吐愼不可服峻熱薑附之藥若服之則飲食難進肌肉消削轉成危篤也五勞之病乃令人不明發表攻裏之過也大忌暑月於手腕足外踝上着灸手腕者陽池穴也此穴皆肌肉淺薄之處灸瘡最難痊可及胸次中脘臍下背俞三里等穴或有灸數十者及以燔針終無一効病人反受苦可不思之勞

疾多饞所思之物但可食者宜食療本草而與之浸菜葵羹氷水凉物慎不可禁以嗇水穀入胃脉道乃行也若過忌慎則胃口閉胃口閉則形必痩形痩脉空乃死之候也諸勞皆可倣此

虛損二十八

夫病人多日虛損無力補之以無比山薬丸則愈矣

上喘中滿二十九

夫上喘中滿醋心腹脹時時作聲否氣上下不能宣暢叔和云氣壅三焦不得昌是也可用獨聖散吐之吐訖次用導水禹功輕瀉三五行不愈更以利膈丸

瀉之使上下宣通不能壅滯後服平胃散五苓散益
元散桂苓甘露散三和散分陰陽利水道之藥則愈

一切涎嗽三十

夫富貴之人一切涎嗽是飲食厚味熱痰之致然也
先用獨聖散吐之吐訖可服人參散通聖散加半夏
以此止嗽更服大人參半夏丸以之化痰也大忌酸
鹹油膩生硬熱物也

咳嗽三十一

夫貧難之人咳嗽內外感風冷寒濕之致然也內經
曰秋傷於濕冬生咳嗽可服寧神散寧肺散加白朮

之類則愈矣忌法同前

欬逆三十二

夫男子婦人欬逆俗呼曰忔忒乃陰陽不和也乃傷寒亦有欬逆者並可用既濟散治之忌寒熱物宜食温淡物以養胃氣耳

風痰三十三

夫風痰酒痰或熱在膈上頭目不清涎唾稠粘或欬嗽上喘時發潮熱可用獨聖散吐之吐訖可服搜風丸涼膈散之類內經曰流濕潤燥是也

咯血衄血嗽血三十四

夫男子婦人咯血衂血嗽血欬膿血可服三黄丸黄連解毒湯涼膈散加桔梗當歸大薊料時時呷之内經曰治心肺之病最近藥劑不厭頻而少時時呷之者是也

消渴三十五

夫三消渴内經曰三消渴者肺消膈消風消也右以繅絲煮繭湯澄清頓服之則愈或取生藕汁頓服之亦愈矣

雷頭三十六

夫雷頭懶于乃俗之諺名也此疾是胸中有寒痰多

沐之致然也可以茶調散吐之吐訖冷痰三二升次用神芎丸下三五行然後服愈風餅子則愈矣雷頭者是頭上赤腫核或如生薑片酸棗之狀可用排針刺而出血永除根本也

頭痛不止三十七

夫頭痛不止乃三陽之受病也三陽者各分部分頭與項痛者是足太陽膀胱之經也攢竹痛俗呼爲眉稜痛者是也額角上痛俗呼爲偏頭痛者是少陽經也如痛久不已則令人喪目以三陽受病皆胸膈有宿痰之致然也先以茶調散吐之後以香薷散白虎

湯投之則愈然頭痛不止可將葱白鬚豆豉湯吐之吐訖可服川芎薄荷辛涼清上搜風丸香芎散之類仲景曰葱根豆豉亦吐傷寒頭痛叔和云寸脉急而頭痛是也

兩目暴赤三十八

夫兩目暴赤發痛不止可以長流水煎鹽湯吐之次服神芎丸四物湯之類内經曰暴病皆屬火也又曰治病有緩急急則治其標緩則治其本標者赤腫也本者火熱也以草莖鼻中出血最妙

目腫三十九

夫目暴赤腫痛不能開者以青金散鼻内搐之鼻内出血更捷

病目經年四十

夫病赤目經年不愈者是頭風所加之令人頭痛可用獨聖散八正散之類赤目腫作是足厥陰肝經有熱利小便能去肝經風熱也

風衝泣下四十一

夫風衝泣下者俗呼風冷淚者是也内經曰太陽經不禁固也又曰熱則五液皆出肝熱故淚出風衝於外火發於内風火相搏由此而泣下也治之以貝母

一枚白膩者胡椒七粒不犯銅鐵研細臨卧點之愈

風蛀牙疼四十二

夫風蛀牙疼久不愈者用針挿巴豆一枚於燈焰上燎煙未及存性於牙窩根盤上薫之則愈

口瘡四十三

夫大人小兒瘡脣緊用酸漿水洗去白痂臨卧點緑袍散如或不愈貼赴筵散又不愈貼鉛白霜散則愈

喉閉四十四

夫男子婦人喉閉腫痛不能言未刺兩手大拇指去爪甲如韮葉是少商穴少商是肺金之井穴也以錍

針刺血出立愈如不愈以溫白湯口中含嗽是以熱導熱也

瘿四十五

夫癭囊腫悶稽叔夜養生論云頸如險而癭水土之使然也可用人參化癭丹服之則消也又以海帶海藻昆布三味皆海中之物但得二味投之於水瓮中常食亦可消矣

背疽四十六

夫背瘡初發便可用藏用丸玉燭散大作劑料下臟腑一二十行以鲱針於腫焮處亂刺血出如此者三

後以陽起石散傳之不可便服内托散内犯官桂更用酒煎男子以背爲陽更以熱投熱無乃太熱乎如瘡少愈或口瘡未合瘡痂未斂風痒時作可服内托散以辟風邪耳

瘰癧四十七

夫人頭目有瘡腫瘰癧及胸臆胠脇之間或有瘡痂腫核不消及有膿水不止可用滄鹽一二兩炒過以長流水一大椀煎放温作三五次頓服訖候不多時於咽喉中探引吐涎三二升後服和血通經之藥如玉燭散四物湯之類是也内經曰鹹味涌泄爲陰涌

者吐也瀉者泄也銅人曰少陽起于目銳眥行耳後下脇肋過期門瘰癧結核馬刀挾癭是少陽膽經多氣少血之病也

便癰四十八

夫便癰者乃男子之疝也俗呼為便癰言於不便處害一癰故名便癰也便癰者謬名也難素所不載也然足厥陰肝之經絡是氣血行流之道路也衝任督脉亦屬肝經之傍絡也難經曰男子有七疝是也便癰者血疝也治之以導水丸桃仁承氣湯或抵當湯投之同瘀血不散而治大作劑料峻瀉一二十行次

以玉燭散和氣血通經絡之類則是也世之多用大
黄牡蠣而已間有不愈者是不知和血通經之道也

悪瘡四十九

夫一切悪瘡久不愈者以木香檳榔散貼之則愈

下疳五十

夫下疳久不愈者俗呼曰臊疳是也先以導水禹功
先瀉肝經外以木香散傳之日上三兩度然後服淡
粥一二日則止

儒門事親卷之四

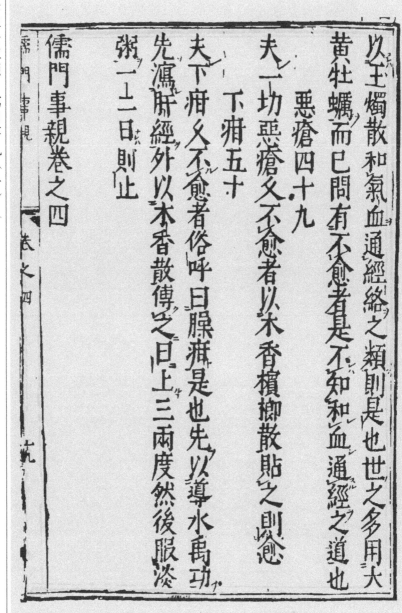

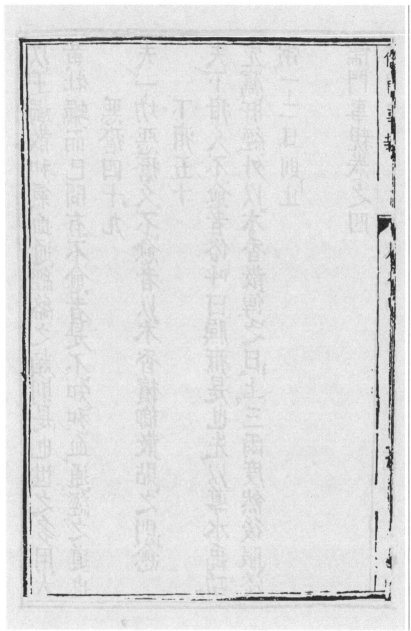

儒門事親卷之五

戴人張子和著
新安吳勉學校

瘡瘍癰腫五十一

夫大人瘡瘍小兒赤瘤腫發之時疼痛不止內經曰夫諸痛痒瘡瘍皆生於心火可用一呪法禁之法者是心法呪曰

龍鬼流兮諸毒腫　癰瘡膿血甚被痛
忽心稱念大悲呪　三唾毒腫隨手消

右一氣念呪三遍望日月燈火取氣一口吹在瘡上

丹瘤之上右手在瘡上匪收匪攝三十次左手不動毎一氣念三十遍匪收匪攝三次百無禁忌如用之時心正爲是此法得於祖母韓氏相傳一百餘年用之救人百發百中若不食葷酒之人其法更靈病瘡腫者大忌雞猪魚兎發熱動風之物此法不得輕侮無藥處可用之

瘡腫丹毒五十二

夫大人小兒瘡腫丹毒發熱疼痛不止又有一法面北端想北海雪浪滔天冰山無際大寒嚴冷之氣取此氣一口吹在瘡腫處立止用法之人大忌五辛之

菜五厭之肉所病之人切忌雞豬魚兎酒醋濕麵等
物無藥之處可用此法救之

凍瘡五十三

夫凍瘡者因寒月行於氷雪中而得之有經年不愈
用陂野中淨土曝乾以大蒜搗如泥和土捏作餅子
如大觀錢厚薄量瘡口大小而貼之泥餅子上以火
艾灸之不計艾壯多少以泥乾爲度去乾餅以換濕
餅貼定灸之不問灸數多少有灸一二日者直至瘡
痂內覺痒微痛是凍瘡活也然後不食漿水潑濟用
雞翎一二十莖縛作刷子於瘡口上洗淨以此而洗

之後肌膚損痛也用軟帛拭乾次用木香檳榔散傅之

之夏月醫之大妙

金瘡五十四

夫一切刀箭所傷有刀箭藥用風化石灰一斤龍骨四兩三味爲細末先於端四日採下刺薊菜於端午日五更合杵臼内搗和得所團作餅子若酒麴中心穿眼懸於背陰處乾陰搗羅爲細末於瘡口上摻貼亦治裹外膁并諸瘡腫大効

又有呪法　呪曰

今日不祥　正被物傷　一禁不疼

二禁不痛　三禁不膿不作血

急急如律令奉勑攝

又每念一遍以右手收一遍收在左手中如此七遍則放手吹去却望太陽取氣一口吹在所傷處如陰晦夜間望北斗取氣亦得所傷之人大忌雞猪魚兎酒醋熱麵動風之物如食之則瘡必發

又一法　默想東方日出始取氣一口日出一半取氣一口日大圓滿取氣一口吹在所傷之處如此三次則止用法之人並無所忌所傷之人禁忌同前可於無藥之處用之

誤吞銅鐵五十五

夫誤吞銅鐵以至羸瘦者宜用肥猪豚與葵菜羹同飡數頓則銅鐵自然下也神驗如不食葷腥者宜以調胃承氣湯大作其劑下之亦可也

魚刺麥芒五十六

夫魚刺麥芒一切竹木籤刺咽喉及鬚髮惹絆在咽嗌中不能下者內經曰不因氣動而病生於外可用道藏經一呪法治之

呪曰　吾請老君東流順　老君奉勑攝攝攝法毒毒水吾託大帝尊不到稱吾者各各現帝身急

急如律令奉勑攝一氣念遍又以左手屈中指無名指作三山印印上坐淨水一盞右手掐卯文作金鎗印左手在下右手在上左手象地右手象天虛撫虛卓九次為定左足横右足竪作丁字立如作法時望日月燈火取氣一口吹在盞内此法百無禁忌用法之時以正神氣是也如所傷物下不可便與米湯米飲恐米粒誤入瘡口中潰作膿也姑以拌麪羹養之數日可也

蛇虫所傷五十七

夫犬咬蛇傷不可便貼膏藥及生肌散之類謂

不出也内經曰先治内而後治外可也當先用導水丸禹功散或通經瀉十餘行即時痛減腫消然後用膏藥生肌散傅貼愈此是先治内而後治外之法也

杖瘡五十八

夫一切虫獸所傷及背瘡腫毒杖瘡焮發或透入裏者可服木香檳榔丸七八十丸至百丸或百五十丸至一十百丸生薑湯下過五七行量虚實加減則可矣

禁蝎五十九

夫禁蝎有一呪法　呪曰

玉女傳仙攝　勑斬蝍蜥滅

右如有蝎螫之人來求治者於蝎螫處望而取氣一口默念七遍怒着作法吹在蝎螫處内經曰蜂蠆之毒皆屬於火用可新水一盆浸之如浸不得處速以手巾蘸水搭之則痛止也用法之人大忌五厭肉

落馬墜井六十

夫一切男子婦人落馬墜井因而打撲便生心恙是痰涎發於上也内經曰不因氣動而病生於外可用三聖散空心吐訖如本人虚弱疲瘁可用獨聖散吐之吐訖可服安魂寧魄之藥定志丸酸棗仁伏神之類是也

婦人月事沉滯六十一

夫婦人月事沉滯數月不行肌肉不減內經曰此名爲瘕爲沉也沉者月事沉滯不行也急宜服桃仁承氣湯加當歸大作劑料服不過三服立愈後用四物湯補之更可用宜明方檳榔丸

血崩六十二

夫婦人年及四十以上或悲哀太甚內經曰悲哀太甚則心系急心系急則肺布葉舉而上焦不通熱氣在中故經血崩下心系者血山也如久不愈則面黃肌瘦慎不可與燥熱之藥治之豈不聞血得熱而流

散先以黃連解毒湯次以涼膈散四物湯等藥治之而愈四物者是涼血也乃婦人之仙藥也量虛實加減以意消息用之

腰胯疼痛六十三

夫婦人腰胯疼痛兩脚麻木惡寒喜暖者內經曰乃是風寒濕痺先可服除濕丹七八十丸量虛實以意加減次以禹功散投之瀉十餘行清冷積水青黃涎沫為驗後以長流水同生薑棗煎五苓散服之風濕散而血氣和也

頭風眩運六十四

夫婦人頭風眩運登車乗船亦眩運眼澁手麻髪退健忘喜怒皆胸中有宿痰之使然也可用瓜蒂散吐之吐訖可用長流水煎五苓散大人參半夏丸兼常服愈風餅子則愈矣

經血暴下六十五

夫婦人年及五十以上經血暴下者婦人經血終于七七之數數外暴下內經曰火主暴速亦因暴喜暴怒憂結驚恐之致然也慎不可作冷病治之如下峻熱之藥則死止可用黃連解毒湯以清於上更用蓮殼灰棕毛以滲於下然後用四物湯加玄胡散涼血

和經之藥是也

赤白帶下六十六

夫婦人赤白帶下或出白物如脂可服導水丸禹功散或單用無憂散量虛實加減瀉訖次用桂苓丸五苓散葶藶木香散同治濕治瀉法治之或用獨聖散上湧亦可也室女亦可

月事不來六十七

夫婦人月事不來室女亦可內經曰月事不來者是胞脉閉也胞脉者屬火而絡於脬中令氣上迫肺心氣不得下通故月事不來也可用茶調散吐之吐訖

可用玉燭散當歸散或三和湯桂苓白朮散柴胡飲子量虛實選而用之降心火益腎水開胃進食分陰陽利水道之藥是也慎勿服峻熱之藥若服之則變成肺痿骨蒸潮熱咳嗽咯膿嘔血而喘小便澁滯寢汗不已漸至形瘦脉大雖遇良醫亦成不救嗚呼人之死者豈爲命耶

婦人無子六十八

夫婦人年及二三十者雖無病而無子經血如常或經血不調乃陰不升陽不降之故也可獨聖散上吐訖冷痰三二升後用導水丸禹功散瀉訖三五行及

十餘行或用無憂散瀉十餘行次後喫葱醋白粥三五日胃氣既通腸中得實可服玉燭散更助以桂苓白朮丸散二十藥是降心火益腎水既濟之道不數月而必有孕也

若婦人有癃閉遺溺嗌乾之諸證雖服藥針灸亦不能孕也蓋衝任督三脉之病故不治也表證見內證及熱論中

小產六十九

夫婦人半產俗呼曰小產也或三月或四五六月皆爲半產已成男女故也或因憂恐暴怒悲哀太甚或

因勞力打撲傷損及觸風寒或着暴熱不可用黑神散烏金散之類內犯乾薑之故止可用玉燭散和經散湯之類是也

大產七十

夫婦人大產十月滿足降誕者是也或臍腹痛乃敗血惡物之致然也舉世便作虛寒以燥熱治之誤人多矣難經曰諸痛為實實者熱也可用導水禹功散瀉五七行慎不可便服黑神散烏金散燥熱之同一產治之則可矣

產後心風七十一

夫婦人產後心風者則用調胃承氣湯一二兩加當歸半兩細剉用水三四盞同煎去滓分作二服大下三五行則愈如不愈三聖散吐之

乳汁不下七十二

夫婦人有本生無乳者不治或因啼哭悲怒鬱結氣溢閉塞以致乳脉不行用精猪肉清湯調和美食於食後調益元散五七錢連服三五服更用木梳梳乳周回百餘遍則乳汁自下也

又一法用猪蹄湯調和美味服之乳汁亦下合用熟猪蹄四枚食之亦効

又一法針有井二穴亦効

產後潮熱七十三

夫婦人產後一二日潮熱口乾可用新汲水調玉露散或氷水調服之亦可或服小柴胡湯加當歸及柴胡飲子亦可慎不可作虛寒治之

乳癰七十四

夫乳癰發痛者亦生於心也俗呼曰吹乳是也吹者風也風熱結薄於乳房之間血脉凝注久而不散潰腐爲膿也可用一法禁之

呪曰　謹請東方護司族吹妳是灰妳子

右用之時當先問病人日甚病病人答曰吹奶取此氣一口但吹在兩手坎字文上用大拇指緊捏定面北立一氣念七遍吹在北方如此者三遍若作法時以左右二婦人面病人立於病乳上痛揉一二百數如此亦三次則愈

雙身大小便不利七十五

夫婦人雙身大小便不利者可用八正散大作劑料除滑石加葵菜子煎服內經曰膀胱不利爲癃癃者是小便閉而不通也如八正散加木香取効更捷經曰膀胱氣化則能出然後服五苓散三五服則愈矣

雙身病瘧七十六

夫雙身婦人病瘧可煎白虎湯小柴胡柴胡飲子等藥如大便結硬可用大柴胡散微溏過不可大吐瀉恐傷其孕也內經曰夏傷於暑秋必病瘧

雙身傷寒七十七

夫雙身婦人傷寒時氣溫疫頭痛身熱可用升麻散一兩水半椀大煎剂料去滓分作二服先一服吐了後一服不吐次以長流水加生薑棗煎五苓散熱啜之汗出盡頭痛立止

身重瘖瘂七十八

夫婦人身重九月而瘖瘂不言者是脬生絡脈不相接也則不能言經曰無治也雖有此論可煎玉燭散二兩水一椀同煎至七分去滓放冷入蜜少許時時呷之則心火下降而肺金自清故能作聲也

懷身入難七十九

夫婦人懷身入難月可用長流水調益元散日三服欲其易產也產後自無一切虛熱血氣不和之疾如未八月則不宜服也以滑石滑胎故也

眉煉八十

夫小兒眉煉在面曰眉煉在耳曰輒耳在足曰靴癬

此三者皆謂名也内經日諸痛痒瘡瘍皆屬心火乃心火熱盛之致然也可用鈹針刺之而出血一刺不愈當再刺之二刺則必愈矣内經云血實者宜決之決者破其血也胃煉者不可用藥傳之其瘡多痒則必爬若藥入眼則眼必損矣

牙疳八十一

夫小兒牙疳牙癬者齒䶩也䶩者是牙斷腐爛也上下牙者是手足陽明二經也或積熱於内或服銀粉巴豆大毒之藥入於腸胃乳食不能勝其毒毒氣循經而上至於齒斷齒斷牙縫為嫩薄之分反為害也

可以射香玉線子治之乳母臨臥當服黃連解毒湯
一服齊病則愈

夜啼八十二

夫小兒夜啼不止者當用燈花一枚研細隨乳汁下
併三服則每服用燈花一枚服罷此藥於淨室中臥
一兩日則止也

丹熛八十三

夫小兒丹瘤浮赤走引或遍身者乃邪熱之毒在於
皮膚以磁片撥出血則愈如不愈則以拔毒散掃三二
十度必愈矣內經曰丹熛赤瘤火之色也相火之

病是也

瘡眼八十四

夫小兒瘡澁眼數日不開者乃肝木風熱之致然也可調服凉膈散數服眼開而愈

身瘦肌熱八十五

夫小兒身瘦肌熱面黄腹大或吐瀉腹有青筋兩脇結硬如拳之狀名乳癖俗呼曰妳脾是也乳癖得之綿帛太厚乳食傷多大熱則病生肌大飽則必傷於腸胃生於肌表者赤眼丹瘤疥癬癰癤眉煉赤白口瘡牙疳宣爛及寒熱往來此乳母抱不下懷積熱

薰蒸之故兩手脉浮而數也傷於腸胃者吐瀉驚疳哽氣腹脹肌瘦面黄肚大筋青喜食泥土揉鼻撏頭髮作穩乳瓣不化此皆太飽之致然也久而不愈則成乳癖兩手脉沉而緊也此其辨也已上諸症皆乳母懷抱奉養過度之罪癖之疾可以丁香化癖散取過數服牛黄通膈丸甘露散益黄散等藥磨之如不愈者有揉脾一法

呪曰　日精月華　助吾手法　勅斬癥消

驅毒勅攝

右用法之人每念一遍望日取氣一口吹在手心自

搽之如小兒病在左壁上用法之人亦左手搽之在右壁以右手搽之亦吹在乳脾上令母搽之男孩兒用單日女孩兒用雙日大忌風雨陰晦產婦孝子見之用法之時宜於日中前晴明好日色則可矣

大小便不利八十六

夫小兒大小便不利者内經曰三焦約也約者不行也可用長流水煎八正散時時灌之候大小便利即止也

久瀉不止八十七

夫小兒久瀉不止者至八九月間變爲秋深冷痢瀉

泄清白時復撮痛乳瓣不化可用養脾丸如黍米大每服二三十丸米飲下日三服則愈若治蒭蕘之兒萬舉萬全富家且宜消息

通身浮腫八十八

夫小兒通身浮腫是水氣腫也小便不利者通小便則愈内經曰三焦閉溢水道不行水滿皮膚身體否腫是風乘濕之症也可用長流水加燈心煎五苓散時時灌之更於不透風暖處頻浴汗出則腫消腫消則自愈内外兼治故也

發驚潮搐八十九

夫小兒三五歲時或七八歲至十餘歲發驚潮搐涎如拽鋸不省人事目瞪喘急將欲死者內經曰此皆得於母胎中所授悸惕怕怖驚駭恐懼之氣故令小兒輕者爲驚弔重者爲癎病風搐爲腹中積熱爲臍風已上證候可用吐涎及吐之藥如吐訖宜用朱犀腦射清凉墜涎之藥若食乳之子母亦宜服安魂定魄之劑定志丸之類如婦人懷孕之日大忌驚憂悲泣縱得子必有諸疾

拗哭不止九十

夫小兒拗哭不止或一二日或三四日乃邪祟之氣

湊于心拗哭不止也有藏經一法以綿絹帶縛手足訖用三姓婦人淨驢槽卧小兒於其中不令傍人知而覷之候移時則拗哭自止也

身熱吐下九十一

夫小兒身熱吐下腹滿不進乳者可急用牛黃通膈丸下過四五行則愈

風熱涎嗽九十二

夫小兒風熱涎嗽可用通聖加半夏多煎少少服之不過三五日愈

水瀉不止九十三

夫小兒水瀉不止可服五苓與益元各停用新水調下一二錢不拘時服

瘡疥風癬九十四

夫小兒瘡疥風癬可用雄黃散加芒硝少許油調傅之如面上有瘡癬不宜搽藥恐因而入眼則損目矣

甜瘡九十五

夫小兒甜瘡久不愈者俗呼曰香瘡是也多於面部兩耳前有一法令母口中嚼白米成膏子臨卧塗之不過三五上則愈矣小兒并乳母皆忌雞猪魚兎酒醋動風發熱之物如治甜瘡亦可

白禿瘡九十六

夫小兒白禿瘡者俗呼爲雞糞禿者是也可用甜瓜蔓龍頭不以多少河水浸之一宿以沙鍋熬取極苦汁濾去瓜蔓以文武慢火熬成如稀餳狀盛於磁罐中可先剃頭去盡瘡痂死血出盡着河水洗淨却用熬下瓜蔓膏子一水盞加半夏末二錢生薑自然汁一兩匙狗膽一枚同調不過三兩上立可大忌雞猪魚兎動風發熱之物

瘧疾不愈九十七

夫瘧疾連歲不愈者可用呪果法治之果者謂桃杏

棗梨栗是也　呪曰

吾從東南來　路逢一池水　水裏一條龍

九頭十八尾　問伊食甚的　只喫瘧病鬼

右念一遍吹在棗子上念七遍吹七遍在上令病人於五更雞犬不聞時面東而立食訖於净室中安困忌食瓜菓葷肉熱物此法十治八九無藥處可救人

腰痛氣刺九十八

夫一切男子婦人或因欬嗽一聲或因悲哭啼泣擡舁重物以致腰痛氣刺不能轉側及不能出氣者可用不卧散嚏之汗出痛止如不食可用通經散導水

丸瀉十餘行瀉訖服烏金丸和血丹痛減則止矣

赤瘤丹腫九十九

夫小兒有赤瘤丹腫先用牛黄通膈丸瀉之後用陽起石掃傳則丹毒自散如未散則可用鈹針砭刺出血而愈矣

瘡疱癮疹一百

夫小兒瘡疱癮疹麩瘡丹熛等疾如遇火運勝時不可便用升麻湯解之升麻湯者是辛温之劑止可用辛温之劑解之太平之時可用辛温之劑發散後便可用涼膈加當歸白虎湯化班湯玉露散煎服之甚

者解毒湯調胃承氣湯投之古人云瘡瘍者首尾俱
不可下此言誤人久矣豈不聞揚湯止沸釜底抽薪
内經曰五寅五申歲多發此病此病少陽相火之歲
也少陽客氣勝丹熛瘡疱瘾疹之疾生矣又内經曰
諸痛痒瘡瘍皆屬於心火由是言之皆明心生不可
用辛温之劑發散以至熱勢轉增漸成臟毒下血咬
牙搐搦爲太熱之症明矣如白虎湯加人參涼膈加
桔梗當歸不論秋冬但有瘡疱之症便可用之亦且
瘡疱瘾疹丹熛跌瘡者是天之一氣以傷人也且如
瘡疱瘾疹以少爲吉以稠爲凶希少者不服藥而自

愈稠密者以寒涼藥搶死而治之十痊其一二弊家親眷相知信服此藥獲效多矣

儒門事親卷之五

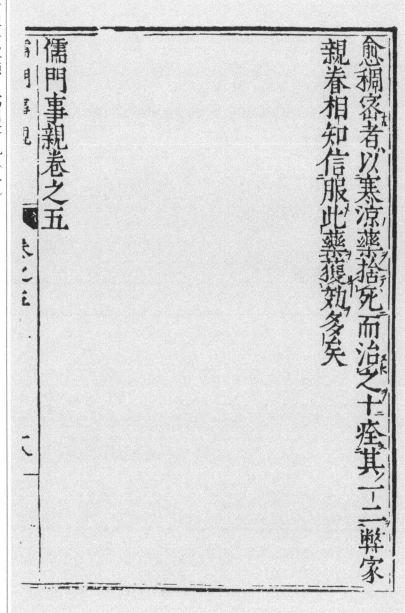

儒門事親卷之六

戴人張子和著
新安吳勉學校

風形

因驚風搐一

新寨馬叟年五十九因秋欠稅官杖六十得驚氣成風搐已三年矣病大發則手足顫掉不能持物食則令人代哺口目張睒唇舌嚼爛抖擻之狀如線引傀儡每發市人皆聚觀夜臥發熱衣被盡去遍身燥痒中熱而反外寒久欲自盡手不能繩傾產求醫至破

其家而病益堅叟之子邑中舊小吏也以父母病訊戴人戴人曰此病甚易治若隆暑時不過一涌再涌奪則愈矣今已秋寒可三之如未更刺腧穴必愈先以通聖散汗之繼服涌劑則痰一二升至晚又下五七行其疾小愈待五日再一涌出痰三四升如雞黃成塊狀如湯熱叟以手顫不能自探妻與代探咽嗌腫傷昏憒如醉約一二時許稍稍省又下數行立覺是輕顫減熱亦不作是亦能步手能巾櫛自持匙筯未至三涌病去如濯病後但覺極寒戴人曰當以食補之久則自退蓋大疾之去衛氣未復故宜以散風

導氣之藥切不可以熱劑温之恐反成他病也

風搐反張二

呂君玉之妻年三十餘病風搐目眩角弓反張數日不食諸醫皆作驚風暗風風癇治之以天南星雄黃天麻烏附用之殊無少効戴人曰諸風掉眩皆屬肝木曲直動搖風之用也陽主動陰主靜由火盛制金金衰不能平木肝木茂而自病先涌風痰二三升次以寒劑下十餘行又以鈹針刺百會穴出血二盃愈

飧泄三

趙明之米穀不消腹作雷鳴自五月至六月不愈諸

醫以爲脾受大寒故併與聖散子豆蔻丸雖止一二日藥力盡而復作諸醫不知藥之非反責明之不忌口戴人至而笑曰春傷於風夏必飧泄飧泄者米穀不化而直過下出也又曰米穀不化熱氣在下久風入中中者脾胃也風屬甲乙脾胃屬戊己甲乙能尅戊己腸中有風故鳴經曰歲木太過風氣流行脾土受邪民病飧泄診其兩手脉皆浮數爲病在表也可汗之直斷曰風隨汗出以火二盆暗置牀之下不令病人見火恐增其熱紿之入室使服涌劑以麻黃投之乃閉其户從外鎖之汗出如洗待一時許開户減

火一半須臾汗止泄亦止

因風鼻塞四

常仲明常於炎暑時風快處披露肌膚以求爽爲風所賊三日鼻窒雖坐於暖處少通終不大解戴人使服通聖散入生薑葱根豆豉同煎三兩服大發汗鼻立通矣

風痰五

常仲明之子自四歲得風痰疾至十五歲轉甚每月發一兩次發必頭痛痛則擊數百拳出黄綠涎一兩盞方已比年發益頻目見黑花發作昏不知人三四

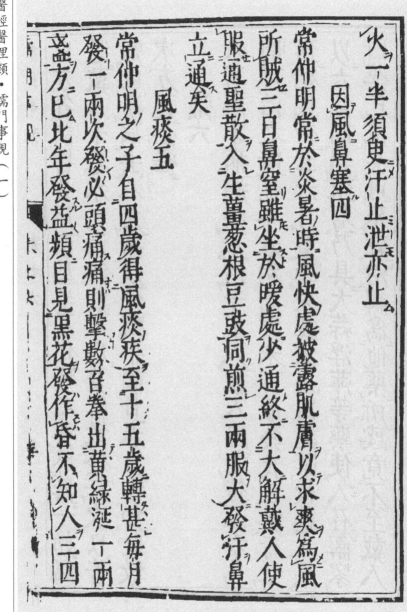

白方省諸醫皆用南星半夏化痰之藥終無一効偶遇戴人于濦水之南鄉戴人以雙解散發汗次以苦劑吐痰病去八九續以分劑平調自春至秋如此數次方獲全瘥

癩六

朱葛解家病癩疾求治于戴人戴人辭之待五六月間可治之時也今春初尚寒未可服藥我已具行裝到宛丘待五六月製藥朱解家以爲託辭後戴人果以六月間到朱葛乃具大蒜浮萍等藥使人召解家曰藥已成矣可來就治解爲他藥所惑竟不至戴人

目向日我非託也以春寒未可發汗暑月易發汗內
經論治癩疾自目眉毛再生針同發汗也但無藥者
用針一汗可抵千針故高俱奉採萍歌曰不居山兮
不在岸採我之時七月半選甚癱風與瘓風些小微
風都不算豆淋酒內下三丸鐵幞頭上也出汗憑文
士相輕醫氏相疾文士不過自損醫氏至於害人其
解家之謂與陽夏張主簿病癩十餘年眉鬚皆落皮
膚皴澁如樹皮戴人斷之曰是有汗者可治之當大
發汗其汗出當臭其涎當腥乃置燠室中徧塞風隙
以三聖散吐之汗出周身如卧水中其汗果粘臭不

可聞痰皆腥如魚涎兩足心微有汗次以舟車丸濬川散大下五七行如此數次乃瘳

手足風裂七

陽夏胡家婦手足風裂其兩目昏漫戴人曰厥陰所至爲璺又曰鳴紊啓坼皆風之用風屬木木鬱者達之達謂吐也先令涌之繼以調胃承氣湯加當歸濾之立効

胃脘痛八

一將軍病心痛不可忍戴人曰此非心痛也乃胃脘當心痛也内經曰歲木太過風氣流行民病胃脘當

心而痛乃與神祐丸一二百餘粒病不減或問曰此胃脘有寒宜溫補將軍素知戴人明了復求藥於戴人戴人復與神祐丸二百餘粒作一服大下六七行立愈矣

搐搦九

黃如村一叟兩手搐搦狀如拽鋸冬月不能覆被適戴人之舞陽道經黃如不及用藥針其兩手大指後中注穴上戴人曰自肘已上皆無病惟兩手搐搦左氏所謂風淫末疾者此也或刺後谿手太陽穴也屈小指握紋盡處是穴也

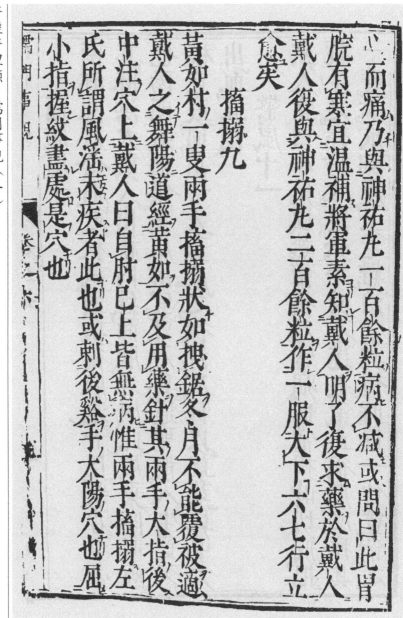

面腫風十

南鄉陳君俞將赴秋試頭項偏腫連一目状若半壺其脉洪大戴人出視内經面腫者風此風乘陽明經也陽明氣血俱多風腫宜汗乃與通聖散入生薑葱根豆豉同煎一大盞服之微汗次日以草莖鼻中大出血立消

驚風十一

戴人常曰小兒風熱驚搐乃常病也常搐時切戒把捉手足握持太急必半身不遂也氣血偏勝必痺其一臂漸成細瘦至老難治當其搐時置一竹簟鋪之

凉地使小兒寢其上待其搐風力行徧經絡茂極自止不至傷人

風温十二

陽夏賀義夫病傷寒當三日以裏醫者下之而成結胸求戴人治之戴人曰本風溫證也不可下又下之太早故發黃結胸此已有瘀血在胸中欲再下之恐已虛惟一涌可愈但出血勿驚以茶調瓜蒂散吐之血數升而衄且噎逆乃以巾捲小鍼而使枕其刃不數日平復

風水十三

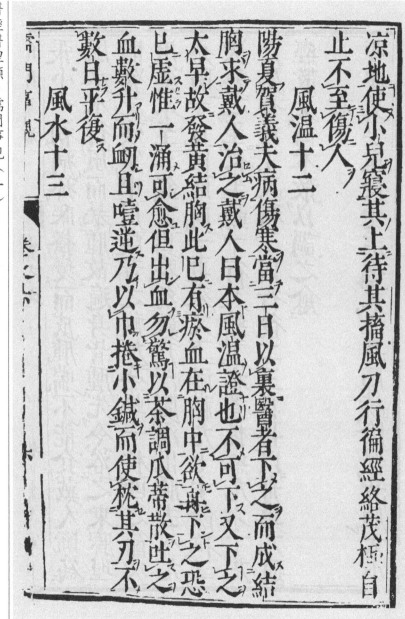

張小一初病疥爬搔變而成腫喘不能食戴人斷爲風水水得風而暴腫故遍身皆腫先令浴之乘腠理開發就煖室中用酸苦之劑加全蝎一枚吐之節次用藥末至三錢許出痰約數升汗隨涌出腫去八九分隔一日臨臥向一更來又下神祐丸七十餘粒三次嚥之至夜半動一行又續下水煮桃紅丸六十丸以麝香湯下又利三四行後二三日再以舟車丸通經散及白术散以調之愈

右

曹典吏妻産後憂恚抱氣渾身腫繞陰器皆腫大小

使如常其脉浮而大此風水腫也先以蘉水撩其痰以火助之發汗次以舟車丸濬川散瀉數行後四五日方用苦劑涌泄用舟車丸通經散過十餘行又六日舟車濬川復下之末後用水煮桃紅丸四十餘丸不一月如故前後涌者二瀉凡四通約百餘行當時議者以爲倒布袋法耳病再來則必死世俗只見塵中貨藥者用銀粉巴豆埸腫者暫去復來必死以爲驚俗豈知此法乃内經治鬱之玄

夫此藥皆小毒其毒之藥豈有反害者哉但愈後忌慎房室等事况風水不同從水無復來之理

小兒風水十四

郾之營兵秋家小兒病風水諸醫用銀粉粉霜之藥小溲反濇飲食不進頭腫如腹四肢皆滿狀若水晶家人以爲勉強求治于戴人戴人曰此證不與壯年同壯年病水者或因留飲及房室此小兒纔七歲乃風水證也宜出汗乃置燠室以屏帳遍遮之不令見火若内火見外火必昏憒也使大服胃風湯而浴之浴訖以布單重覆之凡三五重其汗如水腫乃減五分隔一二日乃依前治之汗出腫減七分乃二汗而全減尚未能食以檳榔丸調之兒已喜笑如常日矣

腎風十五

桑惠民病風面黑色畏風不敢出爬搔不已眉毛脫落作癩醫三年一日戴人到棠谿來求治于戴人戴人曰非癩也乃出素問風論曰腎風之狀多汗惡風脊痛不能正立其色炲面痝然浮腫今公之病腎風也宜先刺其面大出血其血當如墨色三刺血變色矣於是下針自額上下鈚針直至頤頰皆出血果如墨色偏腫處皆針之惟不針目銳眥外兩旁蓋少陽經此少血多氣也隔日又針之血色乃紫二月外又刺其血色變赤初鍼時痒再刺則額覺痛三刺其痛

不可任蓋邪退而然也待二十餘日又輕刺一遍方已每刺必以冰水洗其面血十日黑色退一月面稍赤三月乃紅白但不服除根下熱之藥病再作戴人在東方無能治者

勞風十六

戴人見一男子目下腫如臥蠶狀戴人曰目之下陰也水亦陰也腎以爲水之主其腫至于目下故也此由房室交接之時勞汗遇風風入皮膚得寒則閉風不能出與水俱行故病如是不禁房則死

中風十七

高評事中風稍緩張令涌之後服鐵彈丸在普濟加減方中或問張曰君常笑人中風服鐵彈丸今以用之何也張曰此收後之藥也今人用之於大勢方來之時正猶蚍蜉撼大樹不識次第故也

暑形

中暑十八

小鄭年十五田中中暑頭痛困卧不起戴人以雙解散汗之又以米醋湯投之未解薄晚又以三花神祐丸大下之遂愈

又

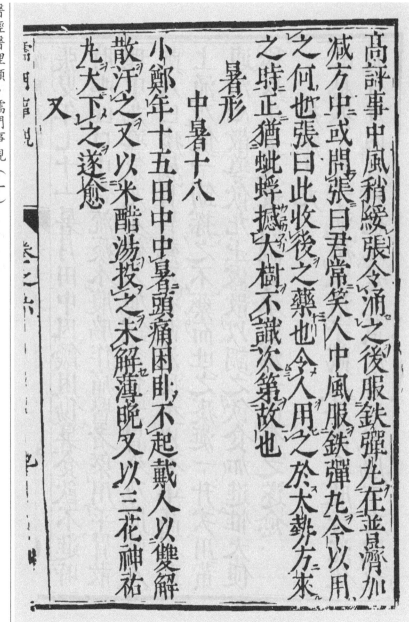

張叟年七十上暑月田中因饑困傷暑食飲不進時
時嘔吐口中常流痰水腹脇作痛醫者槩用平胃散
理中丸導氣丸不効又加鍼灸皆云胃冷乃問戴人
戴人曰痰屬胃胃熱不收故流痰水以公年高不敢
上涌乃使一筯探之不藥而吐之痰涎一升次用黄
連清心散導飲丸玉露散以調之飲食加進惟大便
秘以生薑大棗煎調胃承氣湯一兩奪之遂愈

痻瘧十九

故息城一男子病瘧求治于戴人診兩手脉皆沉伏
而有力内有積也此是肥氣病者曰左脇下有肥氣

脇中作痛積亦痛形如覆杯間發止今已三年祈禳避匿無所不至終不能療戴人曰此痁瘧也以三花神祐丸五七十丸以冷水送過五六行次以冷水止之冷主收斂故也濕水既盡一二日煎白虎湯作頓啜之瘧猶不愈候五六日吐之以常山散去冷痰涎水六七次若飜漿次以柴胡湯和之間用妙功丸磨之瘧悉除

火形

馬刀二十

襄陵馬國卿病左乳下二脇間期門穴中發癰堅而

不潰痛不可忍醫瘍者皆曰乳癰或曰紅系漏或曰覷心瘡使服內托散百日又服五香連翹湯數月皆無驗國卿傴僂而來求治于戴人戴人見之曰此馬刀癰也足少陽膽經之病出靈樞十二經以示之其狀如馬刀故曰馬刀堅而不潰乃邀之於食肆中使食水浸湯餅國卿曰稍覺緩次日先以滄鹽上涌又以涼劑滌去熱勢約數十行腫已散矣

又朱葛黃家妾左脇病馬刀癰增寒發痛已四五日矣戴人適避暑於寺中來乞藥戴人曰此足少陽膽經病也少血多氣堅而不潰不可急攻當以苦劑涌

之以五香連翹湯托之既而痛止然癰根未散有一盗醫過見之曰我有妙藥可潰而爲膿不如此何時而愈既紝毒藥痛不可忍外寒内熱嘔吐不止大便黒色食飲不下號呼悶亂幾至于死諸姑惶懼夜投戴人戴人曰當尋元醫者余不能治其主母亦來告至于再三戴人曰脇間皮薄肉淺豈可輕用毒藥復令洗出以凉劑下之痛立止腫亦消也

項瘡二十一

戴人在西華寄於夏官人宅忽項上病一瘡狀如白頭瘡腫根紅硬以其微小不慮也忽遇一故人見邀

以羊羔酒飲雞魚醢蒜皆在焉戴人以其故舊不能辭又慮其禁忌是夜瘡疼痛不可忍項腫及頭口發狂言因見鬼神夏君甚懼欲報其家戴人笑曰請無慮來日當平乃以酒調通經散六七錢下舟車丸百餘粒次以熱麵羹投之上涌下泄一時齊作合去半盆明日日中瘡腫已平一二日腫消而愈夏君見大奇之

代指痛二十二

麻先生妻病代指痛不可忍酒調通經散一錢半夜先吐吐畢而痛減余因歎曰向見陳五曾病此醫以

爲小蟲傷或以草上有毒物手因觸之遷延數月膿盡方已以今日觀之可以大笑

瘰癧二十三

一婦人病瘰癧延及胸臆皆成大瘡相連無好皮肉求戴人療之戴人曰火淫所勝治以鹹寒命以滄鹽吐之一吐而着痂次用涼膈散解毒湯等劑皮肉乃復如初

咽喉腫塞二十四

一婦人病咽喉腫塞漿粥不下數日腫不退藥既難下鍼亦無功戴人以當歸荊芥甘草煎使熱嗽之以

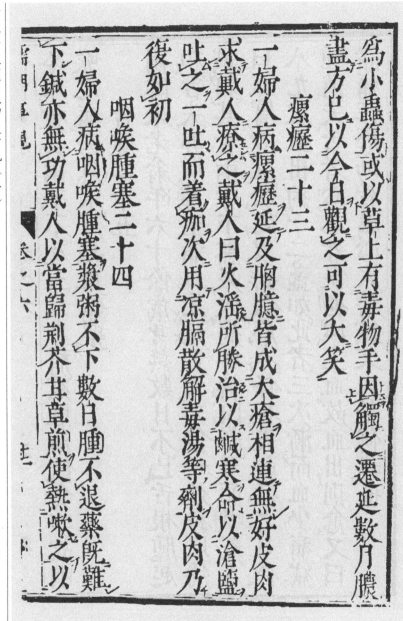

冷水拔其兩手不及五六日痛減腫消飲食如故咽喉之病甚急不可妄用鍼藥

舌腫二十五

南隣朱老翁年六十餘歲身熱數日不已舌根腫起和舌尖亦腫腫至滿口比元舌大二倍一外科以燔鍼刺其舌兩旁下廉泉穴病勢轉凶將至顛嶮戴人曰血實者宜決之以鈹鍼磨令鋒極尖輕砭之曰砭八九次血出約一二盞如此者三次漸而血少痛減腫消夫舌者心之外候也心主血故血出則愈又曰諸痛痒瘡瘍皆屬心火燔鍼艾火是何義也

腰胯痛二十六

戴人女僮冬間自途來面赤如火至㶏陽病腰胯大痛裏急後重痛則見鬼神戴人曰此少陽經也在身側爲相火使服舟車丸通經散瀉至數盆病猶未瘥人皆怪之以爲有祟戴人大怒曰驢鬼也復令調胃承氣湯二兩加牽牛頭末一兩同煎服之大過數十行約一二缶方捨其杖策但發渴戴人恣其飲水西苽梨柿等戴人曰凡治火莫如水水天地之至陰也約飲水一二十桶猶覺微痛戴人乃刺其陽陵穴以伸其滯足少陽膽經之穴也自是方寧女僮自言此病

每一歲須瀉五七次今年不曾瀉故如是也常仲明悟其言以身有濕病故一歲亦瀉十餘行病始已此可與智者言難與愚者論也

狂二十七

一叟年六十值徭役煩擾而暴發狂口鼻覺如虫行兩手爬搔數年不已戴人診其兩手脉皆洪大如絙繩斷之曰口為飛門胃為賁門曰口者胃之上源也鼻者足陽明經起於鼻交頞之中旁納太陽下循鼻柱交人中環脣下交承漿故其病如是夫徭役煩擾便屬火化火乘陽明經故發狂故經言陽明之病登

高而歌棄衣而走罵言不避親踈又况肝主謀膽主決猶役迫遽則財不能支則肝屢謀而膽屢不能決屈無所伸怒無所泄心火磻礴遂乘陽明金然胃本屬土而肝屬木膽屬相火火隨木氣而入胃故暴發狂乃命置燠室中涌而汗出如此三次內經曰木鬱則達之火鬱則發之良謂此也又以調胃承氣湯半斤用水五升煎半沸分作三服大下二十行血水與瘀血相雜而下數升取之乃康以通聖散調其後矣

痰厥二十八

一夫病痰厥不知人牙關緊急諸藥不能下候死而

已載人見之問侍病者口中曾有涎否曰有載人先以防風藜蘆煎湯調苽蔕末灌之口中不能下乃取長蛤甲磨去刃以紙裹其尖灌於右鼻竅中咽然下咽有聲後灌其左竅亦然載人曰可治矣良久涎不出遂以砒石一錢又投之鼻中忽偃然仰面似覺有痛斯須吐噦出膠涎數升頗腥砒石尋常勿用以其病大非如此莫能動然無苽蔕亦不可便用宜消息之大凡中風涎塞往往止斷爲風專求風藥靈寶至寶悞人多矣劉河間治風捨風不論先論二火故今將此法實於火形中

滑泄乾嘔二十九

麻先生妻當七月間病臟腑滑泄以去濕降火之藥治之少愈後腹脹及乳痛狀如吹乳頭重壯熱面如渥丹寒熱往來嗌乾嘔逆胸脇痛不能轉側耳鳴食不可下又復瀉余欲瀉其火臟腑已滑數日矣欲以温劑止利又禁上焦已熱實不得其法使人就諸葛寺禮請戴人比及戴人至因檢劉河間方惟益元散正對此證能降火解表止渴利小溲定利安神以青黛薄荷末調二升置之枕右使作數次服之夜半徧身出冷汗如洗元覺足冷如氷至此足大暖頭頓輕

肌涼痛減嘔定痢止及戴人至余告之已解戴人曰益元固宜此是少陽證也能使人寒熱偏劇他經縱有寒熱亦不至甚旣熱而有痢不欲再下何不以黄連解毒湯服之乃令診脉戴人曰娘子病來心常欲痛哭爲快否婦曰欲如此余亦不知所謂戴人曰少陽相火凌爍肺金金受屈制無所投告肺主悲但欲痛哭而爲快也麻先生曰余家諸親無不敬服脉初洪數有力自服益元散後已半又聞戴人之言使以當歸芍藥以解毒湯中味數服之大瘥矣

笑不止三十

戴人路經古亳逢一婦病喜笑不止已半年矣衆醫治者皆無藥術矣求治于戴人戴人曰此易治也以滄鹽成塊者二兩余用火燒令通赤放冷研細以河水一大椀同煎至三五沸放温分三次啜之以釵探於咽中吐出熱痰五升次服大劑黄連解毒湯是也不數日而笑定矣内經曰神有餘者笑不休此所謂神者心火是也火得風而成焰故笑之象也五行之中惟火有笑矣

膈食中滿三十一

遂平李官人妻病咽中如物塞食不下中滿他醫治

之不効戴人診其脉曰此瘵膈也内經曰三陽結爲
膈王啓玄注曰格陽云陽盛之極故食格拒而不入
先以通經散越其一半後以舟車丸下之凡三次食
已下又以瓜蒂散再越之健啖如昔日矣

目盲三十二

戴人女僮至西華目忽暴盲不見物戴人曰此相火
也太陽陽明氣血俱盛乃刺其鼻中攢竺穴與頂前
五穴大出血目立明

小兒悲哭不止三十三

夫小兒悲哭彌日不休兩手脉弦而緊戴人曰心火

甚而乘肺肺不受其屈故哭肺主悲王太僕云心爍則痛甚故爍甚悲亦甚今浴以溫湯漬形以爲汗也肺主皮毛汗出則肺熱散矣浴止而啼亦止仍命服涼膈散加當歸桔梗以竹葉生薑朴硝同煎服瀉膈中之邪熱

小兒手足搐搦三十四

李民一小兒病手足搐搦以示戴人戴人曰心火勝也勿持捉其手當從搐搦此由乳母保抱太極所致乃令掃浄地以水洒之乾令復洒之令極濕俛卧兒于地上良久渾身轉側泥涴皆滿仍以水洗之少頃

而瘥矣

目赤三十五

李民範目常赤至戊子年火運君火司天其年病目者往往暴盲運火炎烈故也民範是年目大發遂遇戴人以茶調散涌之赤立消不數日又大發其病之來也先以左目內眥赤發牽睛狀如鋪麻左之右次銳眥發亦左之右赤貫瞳子再涌之又退凡五次交亦五次皆涌又刺其手中出血及頭上鼻中皆出血上下中外皆奪方能戰退然不敢觀書及見日張云當候秋涼再攻則愈火方旺而在皮膚雖攻其裏無

天南星小　黃柏大

楊梅皮大　乞山椒大

灑布、絹〻漉　細末〻〻

黃柏大　天南星中

是日

盛也秋凉則熱漸入裏方可擒也惟宜暗處閉目以養其神水暗與靜屬水明與動屬火所以不宜見日也蓋民範因初愈後曾冒暑出門故痛連發不愈如此涌泄之後不可常攻使服黍粘子以退翳方在別集中矣

熱形

沙石淋三十六

酒監房善良之子年十三病沙石淋已九年矣初因瘡疹餘毒不出作便血或告之令服太白散稍止後又因積熱未退變成淋閟每發則見鬼神號則驚隣

適戴人客鄧牆寺以此病請戴人曰諸醫作腎與小腸病者非也靈樞言足厥陰肝之經病遺溺閉癃閉謂小溲不行癃爲淋瀝也此乙木之病非小腸與腎也木爲所抑火來乘之故熱在脬中下焦爲之約結成沙石如湯瓶煎煉日久熬成湯鹼今夫羊豕之脬吹氣令滿常不能透豈真有沙石而能漏者邪以此知前人所說服五石丸散而致者恐未盡然內經曰木鬱則達之先以瓜蒂散越之次以八正散加湯鹼等分頓啜之其沙石自化而下

又屈村張氏小兒年十四歲病約一年半矣得之麥

秋發則小腸大痛至握其㾂跳躍旋轉號呼不已小溲數日不能下下則成沙石大便秘澁肛門脫出一二寸諸醫莫能治聞戴人在朱葛寺避暑乃負其子而哀請戴人戴人曰今日治今日効時日在辰巳間矣以調胃承氣僅一兩加牽牛頭末三錢汲河水煎之令作三五度嚥之又服苦末丸如芥子許六十粒日加晡上涌下泄一時齊出有膿有血涌瀉既覺定令飲新汲水一大盞小溲已利一二次矣是夜凡飲新水二三十遍病去九分止哭一次明日困卧如醉自晨至暮猛然起走索食與母歌笑自得頓釋所苦

繼與太白散八正散等調一日大瘧恐暑天失所養
留五日而歸戴人曰此下焦約也不吐不下則下焦
何以開不令飲水則小溲何以利太抵源清則流清
者是也

又栢亭劉十三之子年六歲病沙石淋戴人以苦劑
三涌之以益腎散三下之立愈

膏淋三十七

鹿邑一閥閱家有子二十三歲病膏淋三年矣鄉中
醫不能治往京師徧訪多作虛損補以溫燥灼以鍼
艾無少減聞戴人僑居㶏東見戴人曰惑蠱之疾也

亦曰白濼實由少腹寃熱非虚也可以涌以泄其人以時暑憚其法峻不决者三日浮屠一僧曰予以有暑病近覺頭痛戴人曰亦可涌願與君同之毋畏也於是涌痰三升色如黒礬汁内有死血并黄緑水又瀉積穢數行尋覺病去方其來時面無人色及治畢次日面如醉戴人慮其暑月路遠又處數方使歸以自備云

二陽病三十八

常仲明病寒熱往來時欬一二聲面黄無力懶思飲食夜多寢汗日漸變削諸醫作虚損治之用二十四

味燒肝散鹿茸牛膝補養二年口中痰出下部轉屈戴人斷之曰上實也先以涌劑吐痰二三升次以柴胡飲子降火益水不月餘復舊此症名何乃內經中曰二陽病也二陽之病發心脾不得隱曲心受之則血不流故女子不月脾受之則味不化故男子少精此二證名異而實同仲明之病味不化也

小兒面上赤腫三十九

黃氏小兒面赤腫兩目不開戴人以鈹鍼刺輕砭之除兩目尖外亂刺數十鍼出血三次及愈此法人多不肯從必欲治病不可謹護

頭熱痛四十

丹霞僧病頭痛常居暗室不敢見明其頭熱痛以布圍其頭上置氷於其中日易數次熱不能已諸醫莫識其證求見戴人戴人曰此三陽畜熱故也乃置炭火於煖室中出汗涌吐三法併行七日方愈僧顧從者曰此神仙手也

勞嗽四十一

隨口鎮一男子年二十餘歲病勞嗽數年其聲欲出不出戴人問曰曾服藥否其人曰家貧未嘗服藥戴人曰年壯不妄服藥者易治先以苦劑涌之次以舟

車濟川大下之更服重劑果瘥

一田夫病勞嗽一涌一泄己減大半次服人參補肺湯臨卧更服檳榔丸以進食

又東門高三郎病嗽一年半耳鳴三月矣嗽膿血面多黑點身表俱熱喉中不能發聲戴人曰嗽之源心火之勝也秋傷於濕冬生欬嗽冬水旣旺水濕相接隔絶於心火火不下降反而炎上肺金被爍發而爲嗽金煅旣久聲反不發醫者補肺腎皆非也戴人令先備西苽氷雪等物其次用涌泄之法又服去濕之藥病日已矣

勞嗽咯血四十二

潁陽劉氏一男子年二十餘歲病勞嗽咯血吐唾粘臭不可聞秋冬少緩春夏則甚寒熱往來日晡發作狀如痎瘧寢汗如水累服麻黃根敗蒲扇止汗汗自若也又服寧神散寧肺散止嗽嗽自若也戴人先以獨聖散湧其痰狀如雞黃汗隨湧出昏憒三日不省時時飲以涼水精神稍開飲食加進又與人參半夏丸桂苓甘露散服之不經數日乃愈

吐血四十三

岳八郎常日嗜酒偶大飲醉吐血近一年身黃如橘

昏憒發作數日不省漿粥不下強直如厥兩手脉皆沉細戴人視之曰脉沉細者病在裏也中有積聚用舟車丸百餘粒濬川散五六錢大下十餘行狀如葵菜汁中燥糞氣穢異常忽開兩目神挽問左右曰我緣何至此左右曰你吐血後數日不省得戴人治之乃醒自是五六日必以瀉凡四五次其血方止但時欬一二聲潮熱未退以涼膈散加桔梗當歸各秤二兩水一大盂加老竹葉入蜜少許同煎去滓時時呷之間與人參白虎湯不一月復故

嘔血四十四

棠谿李民範初病嗽血戴人以調胃湯一兩加當歸使服之不動再以舟車丸五六十粒過三四行又嘔血一椀若庸工則必疑不再宥又與舟車丸百餘粒通經散三四錢大下之過十餘行已愈過半仍以黄連解毒湯加當歸煎服之以草莖鼻中出血半升臨晚又用益腎散利數行乃愈

因藥燥熱四十五

高爍巡檢之子八歲病熱醫者皆爲傷冷治之以熱藥攻矣欲飲水水禁而不與内水涸竭煩燥轉生前後皆閉口鼻俱乾寒熱往來嗽欬時作遍身無汗又

欲灸之適遇戴人戴人責其母曰重裀厚被煖炕紅爐兒已不勝其熱矣尚可灸乎其母謝以不明戴人令先服人參柴胡飲子連進數服下爛魚腸之類臭氣異常渴欲飲水聽其所欲氷雪凉水連進數杯節次又下三四十行大熱方去又與牛黃通膈丸復下十餘行兒方大痊前後約五十餘行略無所困氷雪水飲至一斛向灸之當何如哉

肺癰四十六

武陽仇天祥之子病發寒熱諸醫作骨蒸勞治之半年病愈甚以禮來聘戴人戴人往視之診其兩手脉

尺寸皆潮於關脈獨大戴人曰癰象也問其乳媼曾有痛處否乳媼曰無戴人令兒去衣舉其兩手觀其兩脇下右脇稍高戴人以手側按之兒移身乃避之按其左脇則不避戴人曰此肺部有癰也非肺癰也若肺癰已吐膿矣此不可動止可以藥托其裏以待自破家人皆疑之不以爲然服藥三日右脇有三點赤色戴人連辭云此兒之病若早治者談笑可已今已失之遲然破之後方驗其死生矣若膿黃赤白者生也膿青黑者死也遂辭而去私告天祥之友李簡之曰數月之後即此兒必有一症也其症乃死矣

肺死于巳至期而頭眩不舉不數日而死也其父曰群醫治之斷爲骨蒸證戴人獨言其肺有癰也心終疑之及其死家人輦以火焚其棺既燃天祥以杖破其脇下果出青黑膿一椀天祥仰天哭曰諸醫誤殺吾兒矣

痿四十七

宛丘營軍校三人皆病痿積年不瘥腰已下腫痛不舉遍身瘡赤兩目昏暗唇乾舌燥求療于戴人戴人欲投瀉劑二人不從爲他醫溫補之藥所惑皆死其同病有宋子玉者俄省曰彼已熱死我其改之敬邀

戴人戴人曰公之疾服熱藥久矣先去其藥邪然後及病邪可下三百行子玉曰敬從教先以舟車丸濬川散大下一盆許明日減三分兩足舊不仁是日覺痛痒累至三百行始安戴人曰諸痿獨取陽明陽明者胃與大腸也此言不止謂鍼也鍼與藥同也

口瘡四十八

一男子病口瘡數年上至口中至咽嗌下至胃脘皆痛不敢食熱物一涌一泄一汗十去其九次服黃連解毒湯不十餘日皆消釋

虛勞四十九

西華東茂之病虛勞寢汗面有青黃色自膝以下冷痛無汗腹中煩熱醫以薑附補之五晦朔不令飲水又禁梳頭作寒治之請于戴人戴人曰子之病不難愈難於將護恐愈後陰道轉茂子必不慎東生曰不敢戴人先以舟車丸濬川散下五七行心火下降覺渴與冰水飲之又令澡浴數日間面紅而澤後以河水煮粥温養脾胃河水能利小溲又以活血當歸丸人參柴胡散五苓散木香白朮散調之病大瘥寢汗皆止兩足日煖食進戴人常曰此本肺痺當以凉劑蓋水之一物在目爲淚在皮爲汗在下爲小溲穀多

少爲常無水可救乎若禁飲水必内渇内渇則燥熱
生焉人若不渇與水亦不肯飲之矣朿生既愈果忘
其戒病後作戴人已去乃殂

心痛五十

酒官楊仲臣病心氣痛此人常好飲酒初飲三二杯
必奔走跛懶兩足三五十次其酒稍散方能復席飲
至前量一醉必五七次至明嘔青黄水數日後變魚
腥臭六七日始安戴人曰宜涌乃吐虫一條赤黄色
長六七寸口目鼻皆全兩目膜瞞狀如蛇類以鹽淹
乾示人

傷寒極熱五十一

戴人之僕常與隣人同病傷寒俱至六七日下之不通隣人已死僕發熱極投於井中撈出以汲水貯之檻使坐其中適戴人遊他方家人偶記戴人治法曰傷寒三下不通不可再攻便當涌之試服瓜蒂散良久吐膠涎三椀許與宿食相雜在地狀如一帛頓快乃知世醫殺人多矣戴人之女僮亦嘗吐一吏傷寒吐訖使服太白散甘露散以調之

失笑五十二

戴人之次子自出妻之後日瘦語如甕中此病在中

也常撚第三指失笑此心火也約半載日飲氷雪更服涼劑戴人曰惡雪則愈矣其母懼其太寒戴人罵曰汝親也吾用藥如鼓之應桴尚惡涼藥宜乎世俗之謗我也至七月厭氷不飲病日解矣

赤目五十三

安喜趙君玉目暴赤腫點洗不退偶思戴人語曰凡病在上者皆宜吐乃以茶調散涌之一涌赤腫消散君玉歎曰法之妙其迅如此乃知法不遠人自遠法也

目眾五十四

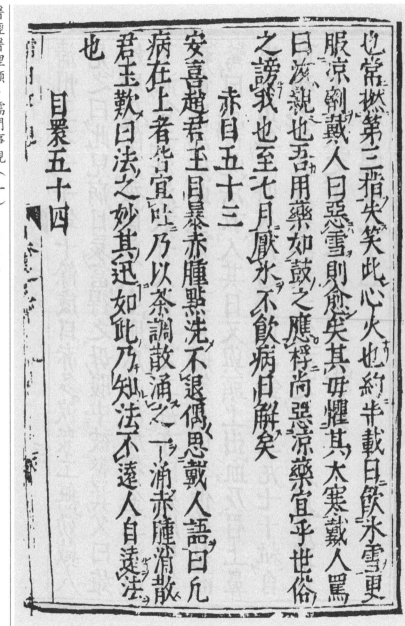

濟州王之一子年十餘歲目赤多淚衆工無効戴人見之曰此兒病目睘當得之母腹中被驚其父曰妊娠時在臨清被圍戴人令服瓜蒂散加鬱金上涌而下泄各去涎沫數升人皆笑之其母亦曰兒腹中無病何吐瀉如此至明日其目耀然爽明李仲安見而驚曰奇哉此法救人其日又與頭上出血及眉上鼻中皆出血吐時次用通經散二錢舟車丸七十粒自吐却少半又以通經散一錢投之明日又以舟車丸三十粒投之下十八行病更不作矣

瘡後嘔吐五十五

河門劉光濟之子纔二歲病瘡後嘔吐發昏用丁香豆蔻之類不効適麻先生寄其家乃謂光濟曰余有小方無毒人皆知之公肯從乎光濟曰先生之言必中於理何敢不從麻先生曰劉河間常言凉膈散可治瘡疱張戴人用之如神況内經言少陽所至爲嘔涌少陽者相火也非寒也光濟欣而從之此日利二行適王德秀自外入聞其利之也乃曰瘡疱首尾不可下麻自悔其多言業也已然姑待之比至食時下黄涎一合日午問之兒已索遊于街矣

熱厥頭痛五十六

彭吴張叟年六十餘歲病熱厥頭痛以其用涌藥時已一月間矣加之以火其人先利臟腑年高身困出門見日而仆不知人家人驚惶欲揉撲之戴人戴人曰大不可擾續與西瓜凉水蜜雪少頃而蘇蓋病人年老涌泄目脉易亂身體内有炎火外有太陽是以跌自若是擾之便不救矣惟安定神思以凉水投之待之以凈凈便屬水自然無事若他醫必惑足以知戴人之諳練

產前喘五十七

武安胡產祥之妻臨難月病喘以凉膈散二兩四物

湯二兩朴硝一兩分作二服煎令冷服之一服病減大半次又服之病痊効矣産之後第六日血迷又用涼膈散二兩四物湯三兩朴硝一兩都作一服大下紫黑水其人至今肥健戴人常曰孕婦有病當十月九月內朴硝無礙八月者當忌之七月却無妨謂陽月也十月者已成形矣

血崩五十八

孟官人母年五十餘歲血崩一載僉用澤蘭丸黑神散保安丸白薇散補之不効戴人見之曰天癸已盡本不當下血蓋血得熱而流散非寒也夫女子血崩

多因大悲哭悲甚則肺葉布心系爲之恐血不禁而下崩内經曰陰虚陽搏之爲崩陰脉不足陽脉有餘數則内崩血乃下流舉世以虚損治之莫有知其非者可服大劑大劑者黄連解毒湯是也次以揀香附子二兩炒白芍二兩焙當歸一兩焙三味同爲細末水調下又服檳榔丸不拘日而安

婦人二陽病五十九

一婦月事不行寒熱往來口乾頰赤喜飲且暮聞欬一二聲諸醫皆云經血不行宜虻虫水蛭乾漆硇砂元清紅娘子沒藥血竭之類惟戴人不然曰古方中

雖有此法奈病人服之必臍腹發痛飲食不進乃命
止藥飲食稍進內經曰二陽之病發心脾心受之則
血不流故女子不月既心受積熱宜抑火升水流濕
潤燥開胃進食乃涌出痰一二升下泄水五六行濕
水上下皆去血氣自行沸流月事不爲水濕所膈自
依期而至矣亦不用虻蟲水蛭之類有毒之藥如用
之則月經縱來小溲反閉他證生矣凡精血不足當
補之以食大忌有毒之藥偏勝而成夭閼

月閉寒熱六十

一婦年三十四歲經水不行寒熱往來面色痿黃唇

焦頬赤時欬三兩聲向者所服之藥黒神散烏金丸四物湯燒肝散鱉甲散建中湯寧肺散鍼艾百千病轉劇家人意倦不欲求治戴人闘之先涌痰五六升午前涌畢午後食進餘證悉除後三日復輕涌之又去痰一二升食進益不數日又下通經散瀉訖一二升後數日去死皮數重小者如麩片大者如葦膜不一月經水行神氣大康矣

惡寒實熱六十一

一婦身冷脉微食沸熱粥飯六月重衣以狐帽蒙其首猶覺寒泄注不止常服薑附硫黄燥熱之劑僅得

平和稍用寒凉其病轉增三年不愈戴人診其兩手脉皆如絙繩有力一息六七至脉訣曰六數七極熱生多以凉布搭心次以新汲水淋其病處婦乃叫殺人不由病者令人持之復以冷水淋其三四十桶大戰汗出昏困一二日而向之所惡皆除此法華元化已曾用拂無知者

遇寒手熱六十二

常仲明之妻每遇冬寒兩手熱痛戴人曰四肢者諸陽之本也當夏時散越而不痛及乎秋冬收斂則痛以三花神祐丸大下之熱遂去

嘔逆不食六十三

稍亭王論夫本因喪子憂抑不思飲食醫者不察以爲胃冷血燥之劑盡用之病變嘔逆而瘦求治于戴人一下視涌泄而愈愈後忘其禁忌病復作大小便俱秘臍腹撮痛嘔吐不食一日大小便不通十有三日復問戴人戴人曰令先食葵羹菠薐菜猪羊血以潤燥開結次與導飲丸二百餘粒大下結糞又令恣意飲冰水數升繼搜風丸桂苓白朮散以調之食後服導飲丸三十餘粒不數日前後皆通藥止嘔定食進此人臨別又留潤腸丸以防復結又留滌腸散大閟

則用之凡服大黃牽牛四十餘日方瘳論夫自欺自向使又服向日熱藥已非今日人矣一僧問戴人云腸者暢也不暢何以此一句儘多

痤癤六十四

一省掾背項常有痤癤愈而復生戴人曰太陽血有餘也先令涌泄之次於委中以鈹鍼出紫血病更不復作也

牙痛六十五

澤州李繼之忽病牙痛皺眉不語欒景先見之曰何不藥也曰牙痛欒曰曾記張戴人云陽明經熱有餘

也宜大下之乃付舟車丸七八十粒服畢遇數知交留飲強飲熱酒數杯藥爲熱酒所發盡吐之吐畢而痛止李大笑曰戴人神仙也不三五日又痛再服前藥百餘粒大下數行乃愈

淋六十六

戴人過息城一男子病淋戴人令頓食鹹魚少頃大渴戴人令恣意飲水然後以藥治淋立通淋者無水故澁也

口臭六十七

趙平尚家一男子年二十餘歲病口中氣出臭如發

頂雖親戚莫肯與對語戴人曰肺金本主腥金爲火所煉火主焦臭故如是也久則成腐腐者腎也此極熱則反兼水化也病在上宜涌之先以茶調散涌而去其七分夜用舟車丸濬川散下五七行比且而臭斷嗚呼人有病口臭而終其老者世訛以爲肺系偏而與胃相通故臭妄論也

濕形

疝六十八

汝南司候李審言因勞役王事飲水坐濕地乃濕氣下行流入脬囊大腫痛不可忍以金鈴川楝子等藥

不効求治于戴人曰可服泄水丸當言惑之又數日痛不可堪竟從戴人先以舟車丸濬川散下青綠沫十餘行痛止次服茴香丸五苓以調之三日而腫退至老更不作夫疝者乃肝經也下青沫者肝之色也

水疝六十九

律科王敏之病水疝其法在於寒形中

留飲七十

郭敬之病留飲四日浮腫不能食脚腫連腎囊痛先以苦劑涌之後以舟車丸濬川散瀉之病去如拾遺

又棠谿張鳳村一田叟姓楊其病嘔酸水十餘年本

留飲諸醫皆以燥劑燥之中脘臍胻以火艾燔鍼刺之瘡未嘗合戴人以苦劑越之其涎如膠乃出二三升談笑而愈

黃疸七十一

蔡寨成家一童子年十五歲病疸一年面黃如金遍身浮腫乏力惟食鹽與焦物戴人以茶調散吐之涌涎一盂臨晚又以舟車丸七八十粒通經散三錢下四五行待六七日又以舟車丸濬川散下四五行鹽與焦物見而惡之面色變紅後再以茶調散涌之出痰二升方能愈矣

又一男子作贅偶病疸善食而瘦四肢不舉面黃無力其婦翁欲棄之其女子不肯曰我已生二子矣更適他乎婦翁本農者召婿意欲作勞見其病甚每日辱詬人教之餌膽礬丸三稜丸了不關涉鍼灸祈禳百無一濟戴人見之不診而療使服涌劑去積痰宿水一斗又以泄水丸通經散下四五十行不止戴人命以冰水一盂飲之立止次服平胃散等間服檳榔丸五七日黃退力生蓋脾疸之證濕熱與宿穀相搏故也俗謂之金勞黃

又朱葛周黃劉三家各有僕病黃疸戴人曰僕役之

職飲食寒熱風暑濕寒尋常觸冒也恐難調攝虛費
治功其二家留僕於載人所從其飲餌其一僕不離
主人執役三人同服苦散以涌之又服三花神祐丸
下之五日之間果二僕愈而一僕不愈如其言

黃病七十二

菜寨一女病黃遍身浮腫面如金色困乏無力不思
飲餌惟喜食生物坭煤之屬先以苦劑蒸餅爲丸涌
痰一椀又舟車丸通經散下五七行如墨汁更以導
飲丸磨食散氣不數月肌肉如初

病發黃七十三

安喜趙君玉爲掾省日病發遍身黄往問醫者醫云君乃陽明證公等與麻知幾皆受訓於張戴人是猶議與大黄者難與論病君玉不悅歸自揣無別病乃取三花神祐丸八十粒服之不動君玉乃誤曰予之濕熱盛矣此藥尚不動以舟車丸濬川散作劑大下一斗糞多結者一夕黄退君玉由此益信戴人之言

水腫七十四

南鄉張子明之母極肥偶得水腫四肢不舉戴人令上涌汗而下泄之去水三四斗初下藥時以草貯布囊高支兩足而卧其藥之行自腰以上水覺下行自

足以上水覺上行水行之狀如蛇走隧如線牽四肢森然凉爽會於臍下而出不旬日間病大減餘邪未盡戴人更欲用藥竟不能從其言

涌水七十五

李七老病涌水證面黃而喘兩足皆腫按之陷而腹起行則濯濯有聲常欲飲水不能睡卧戴人令上涌去痰而汗之次以舟車丸濬川散下之以益腎散復下之以分陰陽利水道之劑復下之水盡皆瘥

停飲腫滿七十六

涿郡周敬之自京師歸鹿邑道中渴飲水過多漸成

脹滿或用三花神祐丸憚其太峻或用五苓散分利水道又太緩淹延數多終無一効蓋粗工之技止於此耳後手足與腎皆腫大小便皆秘澁常仲明求治于戴人戴人令仲明付藥比及至巳歿矣戴人曰病水之人其勢如長川泛溢欲以杯勺取之難矣必以神禹決水之法斯愈矣

濕痺七十七

常仲明病濕痺五七年矣戴人令上涌之後可瀉五七次其藥則舟車濬川通經神祐益腎自春及秋必十餘次方能愈公之病不必鍼灸與令嗣皆宜涌但

嗚呼非其時也欲候春時恐予東適令姑屏病之大勢至春和時人氣在上可再涌之以去其根卒如所論矣

又一衲子因陰雨卧濕地一半手足皆不隨若遇陰雨其病轉加諸醫皆作中風偏枯治之用當歸芍藥乳香沒藥自然銅之類久反大便澁風燥生經歲不已戴人以舟車丸下三十餘行去青黄沫水五升次以淡劑滲泄之數日手足皆舉戴人曰夫風濕寒之氣合而成痺水痺得寒而浮畜於皮腠之間久而不去內舍六腑曰用去水之藥可也水濕者人身中之

寒物也寒去則血行血行則氣和氣和則愈矣
又息帥病腰股沉痛行步坐馬皆不便或作腳氣寒
濕治之或作虛損治之烏附乳沒活血壯筋骨之藥
無不用之至六十餘日目赤上熱大小便澁腰股之
病如故戴人診其兩手脈皆沉遲沉者爲在裏也在
裏者泄之以舟車丸濬川散各一服去積水二十餘
行至早辰服虀白粥一二頓與之馬已能鞭鐙矣
又棠谿李十八郎病腰腳大不伸傴僂蹩躠而行已
數年矣服藥無効止藥却愈因秋暮涉水病復作醫
氏使服四斤丸其父李仲安乃乞藥于戴人戴人曰

沂間服何藥仲安曰四斤丸公曰昏赤未甚又驚目
目正暴發戴人曰宜速瀉不爾則喪明既來則策杖
而行目腫無所見戴人先令涌之藥忽下走去二十
行兩目頓明策已棄矣比再涌泄能識官曆日調至
一月令服當歸丸健步而歸家矣

又息城邊校白公以隆暑時飲酒覺極熱於涼水池
中漬足使其冷也爲濕所中股膝沉痛又因醉卧濕
地其痛轉加意欲以酒解痛遂以連朝而飲反成腫
痛發間止且六十年往往斷爲寒濕脚氣以辛熱治
之不効或使服神芎丸數服痛微減他日復飲疾作

如前罨裹痒湿且腫硬臍下似有物難於行以此免軍役令人代之來訪戴人戴人曰余亦斷爲寒湿但寒則陽火不行故爲痛湿則經隧有滯故腫先以苦劑涌之次以舟車丸百餘粒濬川散四五錢微一兩行戴人曰如激剂尚不能攻何况于熱藥補之乎與日又用神祐丸百五二十丸通經散三四錢是用僅得四行又來日以神祐八十丸投之續見一二行又次日服益腎散四錢舟車丸百餘粒約下七八行白公已覺膝罨寒者暖硬者軟重者輕也腫者赤退飲食加進又以涌之其病全瘳臨别又贈之以疏風丸併

以其方與之。此公以其不肯服辛熱藥，故可治也。

屈膝有聲七十八

嶺北李文卿病兩膝髕屈伸有聲剝剝然。或以爲骨鳴。戴人曰：非也。骨不戛焉能鳴？此筋湿也。湿則筋急。有獨緩者，緩者不鳴，急者鳴也。若用予之藥，一涌一泄，上下去其水，水去則自無聲矣。李文卿乃從其言，既而果然矣。

白帶七十九

息城李左衙之妻，病白帶如水，窈漏中綿綿不絕，穢臭之氣不可近，面黃食減，已三年矣。諸醫皆云積冷起石硫黄薑附之藥重重燥補汚水轉多常以衂月易數次或一藥以木炭十斤置藥在鉗鍋中鹽泥封固三日三夜炭火不絕燒令通赤名曰火龍丹服至數升汚水彌甚焫艾燒鍼三年之間不可勝數戴人斷之曰此帶濁水本熱乘太陽經其寒水不可勝如此也夫水自高而趨下宜先絕其上源乃涌痰水二三升次日下沃水十餘行三遍汗出周身至明旦病人云汚已不下矣次用寒涼之劑服及半載產一子內經曰少腹冤熱溲出白液帶之爲病溶溶然若坐水中故治帶下同治濕法瀉痢皆宜逐水利小溲勿

以赤爲熱白爲寒今代劉河間書中言之詳矣

濕嗽八十

趙君玉妻病嗽時已十月矣戴人處方六味陳皮當歸甘草白术枳殼桔梗君玉疑其不類嗽藥戴人笑曰君怪無烏梅罌粟囊乎夫冬嗽乃秋之濕也濕土逆而爲嗽此方皆散氣除濕解急和經三服帖然効矣

瀉兒八十一

一婦年三十四歲夜夢與鬼神交驚怕異常及見神堂陰府舟楫橋梁如此一十五年竟無娠孕巫祈覡

禱無所不至鑽肌灸肉孔穴萬千黄瘦發熱引飲中滿足腫委命于天一日苦請戴人戴人曰陽火盛於上陰火盛于下鬼神者陰之靈神堂者陰之所舟楫橋梁水之用兩手寸脉皆沉而伏知胸中有痰實也凡三涌三泄三汗不旬日而無夢一月而有孕戴人曰余活婦人使有娠此法不誣

湿癬八十二

一女子年十五兩股間湿癬長三四寸下至膝發痒時爬搔湯火俱不解痒定黄赤水流痛不可忍灸焫薰揲硫黄藺茹白殭蚕羊蹄根之藥皆不効其人姿

性研巧以此病不能出嫁其父母求療于戴人戴人
曰能從余言則瘥父母諾之戴人以鈹鍼磨令尖快
當以溽時於癬上各刺百餘鍼其血出盡煎鹽湯洗
之如此四次大病方除此方不書以告後人恐爲癬
藥所誤湿淫于血不可不砭者矣

又蔡寨成家童子一歲病滿腹胸湿癬毎爬搔則黄
水出已年矣戴人先以苦末作丸上涌涌訖次以舟
車丸濬川散下三五行次服凉膈加朴硝煎成時時
呷之不數日而愈

湿䘌瘡八十三

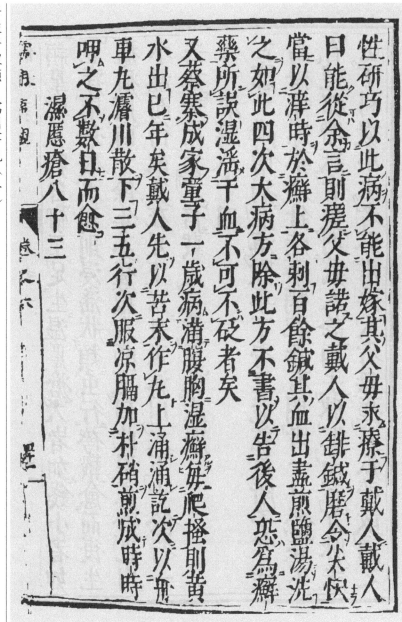

額皐韓吉卿自髀至足生濕䘌瘡大者如錢小者如豆痒則搔破水到則浸滛狀類虫行袴襪愈而復生瘢痕成凹一十餘年不瘥戴人哂之曰此濕䘌瘡也由水濕而得故多在足下以舟車濬川大下十餘行一去如掃渠素不信戴人之醫至此大服

泄瀉八十四

古郾一講僧病泄瀉數年丁香豆蔻乾薑附子官桂烏梅等燥藥燔針燒臍焫脘無有闕者一日發昏不省檀那贈紙者盈門戴人診兩手脉沉而有力脉訣云下利微小生者脉洪浮大者無瘥以瓜蒂散涌之

出寒痰數升又以無憂散泄其虛中之積及燥糞從盈斗次以白朮調中湯五苓散益元散調理數日僧已起矣非術精識明誰敢負荷如此

洞泄八十五

一講僧顯德明初聞家遭兵革心氣不足又爲寇賊所驚得臟腑不調後入京不伏水土又得心氣以至危篤前後三年八仙丸鹿茸丸燒肝散皆服之不効乃求藥于戴人戴人曰此洞泄也以謀慮久不決而成肝主謀慮甚則乘脾久思則脾濕下流乃上涌痰半盆末後有血數點肝藏血故也又以舟車丸濬川

散下數行仍使澡浴出汗自尔日勝一日常以胃風湯白术散調養之一月而強食復故矣

又李德卿妻因產後病泄一年餘四肢瘦乏諸醫皆斷爲死證當時戴人在朱葛寺以舟載而乞治焉戴人曰兩手脉皆微小乃痢病之生脉況洞泄屬肝經肝木尅土而成此疾亦是腸澼澼者腸中有積水也先以舟車丸四五十粒又以無憂散三四錢下四五行寺中人皆駭之病羸如此尚可過耶衆人雖疑然亦未敢誚且更看之復導飲丸又過之渴則調以五苓散向曉使人伺之已起而緝牀前後約三四十年

以胃虛湯調之半月而能行一月而安健由此闔寺服德卿之昆仲咸大異之

又劉德源病洞泄逾年食不化肌瘦力乏行步欹傾面色黧黑舉世治痢之藥皆用之無効適戴人治濦陽往問之戴人乃出示內經洞泄之說雖不已疑然畏其攻剩夜焚香禱神曰某以病久不瘥欲求治于戴人戴人以謂宜下之欲不從戴人名醫也欲從之形羸如此恐不任藥母已老矣無人侍養來自不得已須服藥神其相之戴人先以舟車丸無憂散下十餘行殊不困已頗喜食後以檳榔丸磨化其滯待數

白病已大減戴人以爲去之未盡當以再服前藥德源亦欣然請下之又下五行次後數日更以苦劑越之往問其家彼云一下村中收索去也忽一日入城面色極佳語言壯健但怪其跛足而立問何故如此德源曰足上患一癬戴人曰此裏邪去而於外病痊之後凡病皆如是也

大便少而頻八十六

太康劉倉使病大便少而頻日七八十次常於兩股間懸半枚瓠蘆如此十餘年戴人見之而笑曰病既頻而少欲通而不得通也何不大下之此通因通用

也此一服藥之力乃與藥大下三十餘行頓止

暑泄八十七

殷輔之父年六十餘暑月病泄瀉日五六十行自建碓鎮來請戴人于陳州其父喜飲水家人輩爭止之戴人曰夫暑月年老津液衰少豈可禁水但勸之少飲比及用藥先令速歸以菉豆雞卵十餘枚同煮卵熟取出令豆軟下陳粳米作稀粥攪令寒食雞卵以下之一二頓病減大半蓋粳米雞卵皆能斷痢然後製抑火流濕之藥調順而方愈

腹滿面腫八十八

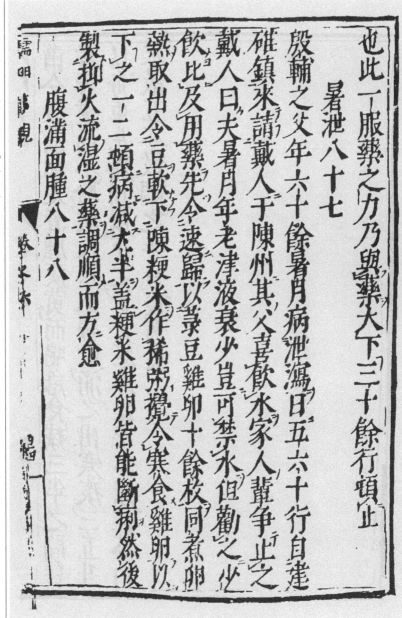

譫令腹滿面足皆腫痰黄而喘急食減三年之間醫者皆盡而不驗戴人以瓜蔕散涌之出寒痰三五升以舟車丸濬川散下之青黄涎沫缶平年以桂苓白术散五苓散調之半月復舊矣

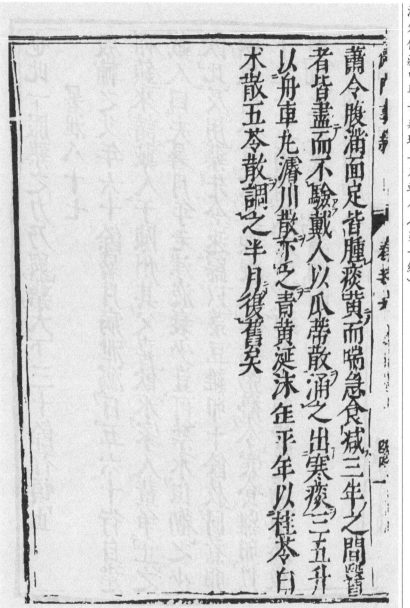

儒門事親卷之七

戴人張子和著
新安吳勉學校

燥形

臂麻不便八十九

郾城梁賈人年六十餘忽晚起梳髮覺左手指麻斯須半臂麻又一臂麻斯須頭一半麻比及梳畢從脇至足皆麻大便二三日不通往問他醫皆云風也或藥或鍼皆不解求治于戴人戴人曰左手三部脉皆伏比右手小三倍此枯澀痺也不可純歸之風亦有

火燥相兼乃命一漏一泄一汗其麻立已後以辛涼之劑調之潤燥之劑濡之惟小指次指尚麻藏人曰病根已去此餘烈也方可鍼谿谷谿谷者骨空也一日晴和往鍼之用靈樞中雞足法向上卧鍼三進三引訖復卓鍼起向下卧鍼送入指間皆然手熱如火其麻全去昔劉河間作原病式常以麻與澁同歸燥門中真知病機者也

大便燥結九十

戴人過曹南省親有姨表兄病大便燥澁無他證常不敢飽食飽則大便極難結實如鍼石或三五日一

如圊目前星飛鼻中血出肛門連廣腸痛痛極則發昏服藥則病轉劇烈巴豆芫花甘遂之類皆用之過多則困瀉止則復燥如此數年遂畏藥性暴急不服但卧病待盡戴人過診其兩手脉息俱滑實有力以大承氣湯下之繼服神功丸麻仁丸等藥使食菠菱葵菜及猪羊血作羹百餘日充肥親知見駭之嗚呼粗工不知燥分四種燥於外則皮膚皺揭燥於中則精血枯涸燥於上則咽鼻焦乾燥於下則便溺結閉夫燥之爲病是陽明化也水液寒少故如此然可下之當擇之藥之巴豆可以下寒甘遂芫花可下濕大

黄朴硝可以下燥内經曰辛以潤之鹹以輭之周禮目以滑養竅

孕婦便結九十一

戴人過東杞一婦人病大便燥結小便淋澁半生不娠惟常服疎導之藥則大便通利暫廢藥則結滞忽得孕至四五月間醫者禁疎導之藥大便依常爲難臨圊則力努爲之胎墜凡如此胎墜者三又孕已經三四月弦望前後溲溺結澁甘分胎隕乃訪戴人戴人診其兩手脉俱滑大脉雖滑大以其且姙不敢陡攻遂以食療之用花減煮菠菱葵菜以車前子苗作

如雞豬羊血作羹食之半載居然生子其婦燥病方
愈戴人曰余屢見孕婦利膿血下迫極努損胎但同
前法治之愈者莫知其數也爲醫拘常禁不能變通
非醫也非學也識醫者鮮是難說也

偏頭痛九十二

一婦人年四十餘病額角上耳上痛嗚呼爲偏頭痛
如此五七年每痛大便燥結如彈丸兩目赤色眩運
昏澁不能遠視世之所謂頭風藥餅子風藥白龍丸
芎犀丸之類連進數服其痛雖稍愈則大便稍秘兩
目轉昏澁其頭上鍼灸數千百矣連年著灸其兩目

且將失明由病而無子一日問戴人戴人診其兩手脉急數而有力風熱之甚也余識此四五十年矣遍察病目者不問男子婦人患偏正頭痛必大便澁滯結硬此無他頭痛或額角是三焦相火之經及陽明燥金勝也燥金勝乘肝則肝氣鬱肝氣鬱則氣血壅氣血壅則上下不通故燥結於裏尋至失明治以大承氣湯令河水煎三兩加芒硝一兩煎殘頓令溫合作三五服連服盡蕩滌腸中垢滯結燥積熱下泄如湯二十餘行次服七宣丸神功丸以潤之菠䔖葵菜猪羊血爲羹以滑之後五七日十日但遇天道晴明

用太承氣湯夜盡一劑是痛隨利減也三劑之外目豁首輕燥濕結釋得三子而終・

腰胯痛九十三

一男子六十餘病腰尻脊胯皆痛數載不愈晝靜夜躁大痛往來屢求自盡天年且夕則痛作必令人以手槌擊至五更雞鳴則漸減向曙則痛止左右及病者皆作神鬼陰譴白虎齧朝禱暮祝覡巫僧道禁師至則其痛以減又夢鬼神戰鬭相擊山川神廟無不祭者淹延歲月肉瘦皮枯飲食減少暴怒日增惟候一死有書生曰既云鬼神虎齧陰譴之禍如此禱祈

何無一應聞陳郡有張戴人精於醫可以問其鬼神白虎與病乎彼若術窮可以委命其家從之戴人診其兩手脉皆沉滯堅勁力如張組謂之曰病雖瘦難於食然腰尻脊胯皆痛者必大便堅燥其左右曰有五七日或八九日見燥糞一兩塊如彈丸結硬不可言曾令人剜取之僅下一兩塊渾身燥痒皮膚皺揭枯澁如麩片戴人既得病之虛實隨用大承氣湯以薑棗煎之加牽牛頭末二錢不敢言是瀉劑蓋病者聞瀉則悅聞寒則懼説補則從説瀉則逆此弊非一日也而況一齊人而傳之衆楚人咻之乎及煎成使

稍熱嚥之從少至多累至三百日天且晚臟腑下泄四五行約半盆以燈視之皆燥糞燥痺塊及瘀血雜臟穢不可近須臾痛減九分昏睡鼻息調如常人睡至明日將夕始覺飢而索粥溫涼與之又困睡一二日其痛盡去次令飲食調養日服導飲丸甘露散滑利便溺之藥四十餘日乃復嗚呼再傳三十六虎書三十六黃經及小兒三十六吊誰為之耶始作俑者其無後乎古人以醫為師故醫之道行今之人以醫辟奴故醫之道廢有志之士恥而不學病者亦不擇精粗一槩待之常見官醫迎送長吏馬前唱諾真可羞

也由是通今博古者少而師傳遂絕靈樞經謂刺與汗雖久猶可拔而虛結與閉雖久猶可解而決去腰脊膝痛者足太陽膀胱經也脇痛足少陽膽經之所過也難經曰諸痛爲實內經曰諸痛痒瘡瘍皆屬心火注曰心寂則痛微心燥則痛甚人見巫覡僧道禁師至則病稍去者心寂也然去其後來者終不去其本也古之稱痛隨利減不利則痛何由去病者既痊乃壽八十歲故凡燥證皆三陽病也

寒形

因寒腰強不能屈伸九十四

北人衛德新因之析津冬月飲寒則冷病腰常直不能屈伸兩足沉重難於行歩途中以床舁遞程程問醫皆云腎虚以蓯蓉巴戟附子鹿茸皆用之大便反秘潮熱上周將經歳矣乃乞拯於戴人戴人曰此疾十日之効耳衛曰一月亦非遲戴人曰足太陽經血多病則腰似折膕如結腨如裂太陽所至爲屈伸不利況腰者腎之府也身中之大關節今既強直而不利宜鹹以軟之頓服則和柔矣難經曰強力入房則腎傷而髓枯枯則高骨乃壞而不用與此用同今君之證太陽爲寒所遏血墜下滯腰間也

必有積血非腎也節灸以藥可下數百行約去血一
二蚪次以九曲玲瓏竈蒸之汗出三五次而愈初蒸
時至五日間曰腹中鳴否德新曰未也至六日覺鳴
七日而起以能揖人戴人曰病有熱者勿蒸蒸則損
人目也

寒疝亦名水疝九十五

律科王敏之病寒疝臍下結聚如黄瓜每發遶腰急
痛不能忍戴人以舟車丸猪腎散下四五行覺藥繞
病三五次而下其瀉皆水也猪腎甘遂皆苦寒經言
以寒治寒萬舉萬全但下後忌飲冷水及寒物宜食

乾物以寒疝本是水故也即日病減八分食進一倍又數日以舟車丸百餘粒通經散四五錢服之利下候三四日又服舟車丸七八十粒猪腎散三錢乃健步如常矣

一僧病疝發作冷氣上貫齒下貫腎緊若繩挽兩睾時腫而冷戴人診兩手脉細而弱斷之曰秋脉也此因金氣在上下伐肝木木畏金抑而不伸故病如是肝氣磐礴不能下榮於睾丸故其寒實非寒也木受金制傳之胃土胃為陽明故上貫齒病非齒之病肝木者心火之母也母既不伸子亦屈伏故下冷而水

化衆之經曰木鬱則達之土鬱則泄之令涌泄四次果覺氣和睾丸痒而暖戴人曰氣已入睾中矣以茴香木茂之藥使常服之首尾一月而愈

感風寒九十六

戴人之常谿也雪中冒寒入浴重感風寒遂病不起但使煎通聖散單服之一二日不食惟渴飲水亦不多飲時時使人捉其股按其腹凡三四日不食日飲水一二十度至六日有譫語妄見以調胃承氣湯下之汗出而愈戴人常謂人曰傷寒勿妄用藥惟飲水最爲妙藥但不可使之傷常令揉散乃大佳耳至六

七日見有下證方可下之豈有變異哉奈何醫者禁不
人飲冰至有渴死者病人若不渴強與冰飲亦不肯止
飲耳戴人初病時鼻塞聲重頭痛小便如灰淋汁及
服調胃承氣一兩半覺欲嘔狀探而出之汗出漐漐
然須臾下五六行大汗一日乃瘳當日飲冰水時水
下則痰出約一二桶痰即是病也痰去則病去也戴
人時年六十一

　東瘡九十七

戴人女僮足有寒瘍俗云凍瘡戴人令服舟車丸濬
川散大下之其瘡遂愈人或疑之戴人曰心火降則

寒消何疑之有

寒痰九十八

一婦人心下臍上結硬如手按之如石人皆作病胎鍼灸毒藥禱祈無數如捕風然一日戴人見之曰此寒痰診其兩手寸脈皆沉非寒痰而何以瓜蒂散吐之連吐六七升其塊立消過半俟數日又再吐之其涎沫類雞黃腥臭特殊約二三升凡如此者三後以人參調中湯五苓散調之腹已平矣

瀉利惡寒九十九

東門一男子病瀉痢不止腹鳴如雷不敢冷坐坐則

下注如須諸醫例斷爲寒議乾薑官桂丁香豆蔻之屬枯礬龍骨皆服之矣何鍼不燔何艾不灼遷延將二十載矣一日問于戴人戴人曰兩手寸脉皆滑余不以爲寒然其所以寒者水也以茶調散涌寒水五七升無憂散泄積水數十行乃通因通法之法也次以五苓散淡劑滲泄利之道又以甘露散止渴不數日而冷食寒飲皆如故此法王啓玄稔言之矣奈無人用之哉

內傷形

因憂結塊一百

息城司候聞父死于賊乃大悲哭之罷便覺心痛日增不已月餘成塊狀若覆杯大痛不住藥皆無功議用燔鍼炷艾病人惡之乃求于戴人戴人至適巫者在其傍乃學巫者雜以狂言以謔病者至是大笑不忍回面向壁一二日心下結塊皆散戴人曰內經言憂則氣結喜則百脉舒和又云喜勝悲內經自有此法治之不知何用鍼灸哉適足增其痛耳

病怒不食一百一

項關令之妻病食不欲食常好叫呼怒罵欲殺左右惡言不輟衆醫皆處藥幾半載尚爾其夫命戴人視

之戴人曰此難以藥治乃使二娼各塗丹粉作伶人狀其婦大笑次日又令作角觝又大笑其旁常以兩箇能食之婦誇其食美其婦亦索其食而爲一甞之不數日怒減食增不藥而瘥後得一子夫醫貴有才若無才何足應變無窮

不寐一百二

一富家婦人傷思慮過甚二年不寐無藥可療其夫求戴人治之戴人曰兩手脈俱緩此脾受之也脾主思故也乃與其夫以怒而激之多取其才飲酒數日不處一法而去其人大怒汗出是夜困眠如此者八

九日不穡自是而食進脉得其平

驚一百三

衛德新之妻旅中宿于樓上夜値盜刼人燒舍驚墜牀下自後每聞有響則驚倒不知人家人躡足而行莫敢冒觸有聲歲餘不痊諸醫作心病治之人參珍珠及定志丸皆無効戴人見而斷之曰驚者爲陽從外入也恐者爲陰從内出驚者爲自不知故也恐者自知也足少陽膽經屬肝木膽者敢也驚怕則膽傷矣乃命二侍女執其兩手按高椅之上當面前下置一小几戴人曰娘子當視此一木猛擊之其婦大

驚、戴人曰我以木擊几何以驚乎伺少定擊之驚也緩、又斯須連擊三五次又以杖擊門又暗遣人畫背後之窗徐徐驚定而笑曰是何治法戴人曰內經云驚者平之平者常也平常見之必無驚是夜使人擊其門窗自夕達曙夫驚者神上越也從下擊几使之下視所以收神也一二日雖聞雷亦不驚德新素不喜戴人至是終身厭服如有人言戴人不知醫者執戈以逐之

兒寐不寤一百四

陳州長吏一小兒病寐而不寤一日諸醫作睡驚治

之或欲以艾火灸之或以大驚丸及水銀餅子治之其父曰此子平日無疾何驟有驚乎以子之病乃問于戴人戴人診其兩手脉皆平和戴人曰若驚風之脉當洪大而強今則平和非驚風也戴人竊其乳母爾三日前曾飲酔酒否遽然笑曰夫人以煮酒見餉酒味甚美三飲一醫而睡陳酒味甘而戀膈酒氣滿乳兒亦醉也乃剉甘草乾葛花縮砂仁貫衆煎汁使飲之立醒

孕婦下血一百五

劉先生妻有娠半年因傷損下血乞藥于戴人戴人

診之以三和湯一名玉燭散承氣湯四物湯對停加朴硝煎之下數行痛如手拈下血亦止此法可與智識高明者言高粱之家慎勿舉似非徒駭之抑又謗之嗚呼正道難行正法難用古今皆然

收産傷胎一百六

一孕婦年二十餘臨産召穩媼三人其二媼極拽婦之臂其一媼頭抵婦之腹更以兩手扳其腰極力爲之胎死于腹良久乃下兒亦如血乃穩媼殺之也豈知瓜熟自落何必如此乎其婦因茲經脉斷閉腹如刀剜大渴不止小溲閟絶主病者禁水不與飲口舌

枯燥牙齒黧黑臭不可聞食飲不下昏憒欲死戴人先以氷雪水恣意飲之約二升許痛緩渴止次以舟車丸通經散前後五六服下數十行食大進仍以桂苓甘露散六一散柴胡飲子等調之半月獲安

又一婦人臨產召村嫗數人侍焉先產一臂出嫗不測輕重拽之臂爲之斷子死于腹其母面青身冷汗漐漐不絕時微喘嗚呼病家甘于死忽有人曰張戴人有奇見試問之戴人曰命在須臾鍼藥無及急取秤鈎續以壯繩以膏塗其鈎令其母分兩足向外偃坐左右各一人腳上立足次以鈎其死胎命一壯力

婦倒身挽出死胎下敗血五七升其母昏困不省待少頃以氷水灌之漸甦二日大醒食進次日四物湯調血數日方愈戴人常曰產後無他事因侍嫗非其人轉爲害耳

懷恐脇痛一百七

洛陽孫伯英因誣獄妻子被繫逃于故人是夜覺胃脇痛託故人求藥故人曰有名醫張戴人適在焉當與公同往時戴人宿酒未醒强呼之故人曰吾有一親人病欲求診戴人隔窻望見伯英曰此公伏大驚恐故人曰何以知之戴人曰面青脫色膽受怖也後

會葳乃出方告戴人

背疽一百八

一富家女子十餘歲好食紫櫻每食即二三斤歲歲如此至十餘年一日潮熱如勞戴人診其兩手脉皆洪大而有力謂之曰他日必作惡瘡腫毒熱上攻目陽盛陰脫之證其家大怒不肯服解毒之藥不一二年患一背疽如盤痛不可忍其女忽思戴人曾有是言再三悔過請戴人戴人以錐鍼繞疽暈刺三百鍼去血一斗如此三次漸漸痛減腫消微出膿而斂將作痂時使服十補内托散乃痊終身忌口然目亦昏

終身無子

肺癰一百九

舞水一富家有二子長者年十二三歲幼者十一二歲皆好頓食紫櫻一二斤每歲須食半月後一二年幼者發肺癰長者發肺痿相繼而死戴人常歎曰人之死者命耶天耶古人有詩爽口味多終作疾真格言也夫生白果所以養人非欲害人然富貴之家失教縱欲遂至於是

咽中刺塞一百十

戴人過隱陽強家一小兒約五六歲同隊小兒以蜀

黍楷相擊迸芒刺於咽中數日不下粥藥腫大發其家告戴人戴人命取水依道經中呪水法以左手屈中指及無名指作三山印坐水盞于其上右手掐印文是金鎗印腳踏丁字立望太陽或燈火取氣一口吹在淨水盞中呪曰吾取老君東流順老君奉勑攝去毒水吾托大帝尊所到稱吾者各各現帝身急急如律令攝念七遍吹在盞中虛攪卓三次爲定其兒嚥水下咽曰我可也三五日腫散乃知法亦有不可侮者

誤吞物咽中二百十一

一小兒誤吞一錢在咽中不下諸醫皆不能取亦不能下乃命戴人戴人熟思之忽得一策以淨白表紙令卷實如箸以刀縱橫亂割其端作鬅鬙之狀又別取一箸縛鍼鈎於其端令不可脫先下咽中輕提輕抑一探之覺鈎入於錢竅然後以紙卷納之咽中與鈎尖相抵覺鈎尖入紙卷之端不礙肌肉提之而出

腸澼下血一百十二

棠谿欒彥剛病下血醫者以藥下之默默而死其子企見戴人而問之曰吾父之死竟無人知是何證戴人曰病剉其心也心主行血故被剉則血不禁若血

溫身熱者死火數七死必七月治不當下若下之不滿數企日四日死何謂痛對心戴人曰智不足而強謀力不足而強與心安得不對也藥初與邪争屋不勝遂得此病企由是大服拜而學醫

水腫睾丸一百十三

霍秀才之子年十二歲睾丸一旁腫腿戴人見之曰此因驚恐得之驚之爲病上行則爲嘔血下則腎傷而爲水腫以琥珀通經散一瀉而消散

伏驚一百十四

上渠卜家一男子年二十八歲病身弱四肢無力面

色蒼黃左脇下身側上下如臂狀每發則痛無時食不減大便如常小便微黃已二三載矣諸醫計窮求戴人治之視其部分乃足厥陰肝經兼足少陽膽經也張曰甲膽乙肝故青其黃者脾也診膽脉小此因驚也驚則膽受邪腹中當有驚涎綠水病人曰昔曾屯軍被火自是而疾戴人夜以舟車百五十丸瀋川散四五錢加生薑自然汁平旦果下綠水四五行或問大加生薑何也答曰辛能伐木也下後覺微痛令再下之比前藥減三之一又下綠水三四行痛止思食反有力戴人謂卜曰汝妻亦當病卜曰太醫未見

吾妻何以知之曰爾感此驚幾年矣卜省曰當被火時我正在草堂中熟寐人驚喚我睡中驚不能言火已塞門我父攙出我火中今五年矣張曰汝膽伏火驚甲乙乘脾土是少陽相火乘脾脾中有熱故能食而殺穀熱雖能化穀其精氣不完汝必無子蓋敗經反損婦人汝妻必手足熱四肢無力經血不時卜曰吾妻實如此亦已五年矣他日門人因觀內經言先瀉所不勝次瀉所勝之論其法何如以問張張曰且如膽木乘胃土此土不勝木也不勝之氣尋救于子已土能生庚金庚爲大腸味辛者爲金故大加生薑

使伐木然先不開脾土無由行也遂用舟車丸通其閉塞之路是先瀉其所不勝後用姜汁調濬川散大下之次瀉其所勝也大抵陽干尅陽干腑尅腑臟尅臟

外傷形

孕作病治一百十五

一婦人年四十餘得孕自以為年衰多病故疾復作以告醫氏醫者不察加燔鍼於臍兩旁又以毒藥致磨轉轉腹痛食減形羸已在牀枕來問戴人戴人診其脉曰六脉皆平惟右尺洪大有力此孕脉也兼擇

食爲孕無疑左右皆笑之不數月生一女子兩目下各有燔鍼痕幾喪其明凡治病婦當先問娠不可倉卒矣

杖瘡一百十六

戴人出遊道經故息城見一男子被杖瘡痛焮發毒氣入裏驚涎堵塞牙禁不開粥藥不下前後月餘百治無功甘分於死戴人先以三聖散吐青蒼驚涎約半大升次以利膈丸百餘粒下臭惡燥糞又一大升復煎通聖散數錢熱服之更以酸辣葱醋湯發其汗斯須汗吐交出其人活矣此法可以救冤

落馬發狂一百十七

一男子落馬發狂起則目瞪狂言不識親疎棄衣而走罵言涌出氣力加倍三五人不能執縛燒符作醮問鬼跳巫殊不知顧丹砂牛黃犀珠腦麝資財散去室中瀟然不遠二百里而求戴人一往戴人以車輪埋之地中約高二丈許上安之中等車輪其輞上鑿一穴如作盆之狀縛狂病人於其上使之伏臥以軟裀襯之大令一人於下坐機一枚以棒攪之轉千百遭病人吐出青黃涎沫一二斗許繞車輪數匝其病人曰我不能任可解我下從其言而解之索凉水與

之氷水飲數升狂方罷矣

太陽脛腫一百十八

麻先生兄村行爲犬所齧舁至家脛腫如罐堅若鐵石毒氣入裏嘔不下食頭痛而重往問戴人女僮曰痛隨利減以檳榔丸下之見兩行不瘥適戴人自舞陽回謂麻曰脛腫如此足之二陰三陽可行乎麻曰俱不可行如是何不大下之乃命夜臨臥服舟車丸百五十粒通經散三四錢比至夜半去十四行腫立消作胡桃紋反細於不傷之脛戴人曰慎勿貼膏紙當令毒氣出流膿血水常行又一日戴人恐毒氣未

盡又服舟車丸百餘粒濬川散三四錢見六行病人曰十四行易當六行又難何也戴人曰病盛則勝藥病衰則不勝其藥也六日其腹水盡戴人曰腹水行時不畏風盡後畏風也乃以愈風餅子日三服之又二日方與生肌散一傳之而成痂嗚呼用藥有多寡使差別相懸向使不見戴人則利減之言非也以此知知醫已難用醫尤難

足閃肭痛一百十九

谷陽鎮酒監張仲溫謁一廟觀匠者砌露臺高四尺許因登之下臺或肭一足外踝腫起熱痛如火一醫

欲以鈹鍼刺腫出血戴人急止之曰肭已痛矣更加鍼二痛俱作何以忍也乃與神祐丸八九十丸下二十餘行禁食熱物夜半腫處發痒痛止行步如常戴人曰吾之此法十治十愈不誑後人

膝肭跛行一百二十

葛塚馮家一小兒七八歲膝被肭跛行行則痛數日矣聞戴人不醫令人問之戴人曰小病耳教來是夜以舟車丸通經散溫酒調而下之夜半涌泄齊行上吐一椀下泄半缶既上牀其小兒爲母曰膝臏痒不可往來日使服烏金丸壯其筋骨一月疾愈而走矣

杖瘡入水一百二十一

小渠袁三因強忽入家傷其兩脇外臁作瘡數年不已膿血常涓涓然但飲冷則瘡間冷水浸淫而出延爲濕瘡來求治于戴人曰爾中焦當有緑水二三升涎數掬袁曰何也戴人曰當被盜時感驚氣入腹驚則膽傷足少陽經也兼兩外臁皆少陽之部此膽之甲木受邪甲木色靑當有緑水少陽在中焦如漚既伏驚涎在中焦飲冷水咽爲驚涎所阻水隨經而旁入瘡中故飲水則瘡中水出乃上涌寒痰汗如流水次下緑水果二三升一夕而痂乾眞可怪也

儒門事親卷之七

儒門事親卷之八

戴人張子和著
新安吳勉學校

内積形

傷冷酒一百二十二

戴人出遊道經陽夏問一舊友其人病已危矣戴人往視之其人曰我別無病三年前當隆暑時出村野有以煮酒餽予者適村落無湯器冷飲數升便覺左脇下悶漸痛結硬至今不散鍼灸磨藥殊不得効戴人診其兩手脉俱沉實而有力先以獨聖散吐之一

涌二三升色如煮酒香氣不變後服和脾散去溼藥五七日百脉冲和始知鍼灸無功增苦楚矣

心下沉積一百二十三

顯慶寺僧應公有沉積數年雖不臥牀枕每於四更後心頭悶硬不能安臥須起行寺中胃以為常人莫知為何病以藥請于戴人戴人令涌出膠涎一二升如黑礬水繼出黃綠水又下膿血數升自爾胸中如失巨山飲餌無算安眠至曉

茶癖一百二十四

一緇侶好茶成癖積在左脇戴人曰此與肥氣頗同

然瘖瘂不作便非肥氣雖病十年不勞一日況兩手脉沉細有積故然吾治無鍼灸之苦但小惱一餉可享壽盡期先以茶調散吐出宿茶水數升再以水如意揃之又涌數升皆作茶色次以三花神祐丸九十餘粒是夜瀉二十餘行膿水相兼燥糞瘀血雜然而下明日以除濕之劑服十餘日諸苦悉蠲神清色瑩

腹脹水氣一百二十五

蹙踘張承應年幾五十腹如孕婦面黄食減欲作水氣或令服黄芪建中湯及温補之劑小溲涸閉從戴人療焉戴人曰建中湯攻表之藥也古方用之攻裏

已誤也今更以此取積兩重誤也先以涌劑吐之置火於其旁大汗之次與豬苓散四錢以舟車丸引之下六缶殊不困續下兩次約三千餘行腹平軟健啖如昔常仲明曰向聞人言瀉五六缶人豈能任及聞張承應渠云誠然乃知養生與攻病本自不同今人以補劑療病宜乎不効

痃氣一百二十六

王亭村一童子入門狀如鞠恭而行戴人曰痃氣也令解衣揣之二道如臂其家求療于戴人先刺其左如刺重紙剝然有聲而斷令按磨之立軟其右亦然

觀者感嗟異之或問曰石關穴也

胸膈不利一百二十七

沈丘王宰妻病胸膈不利口流涎沫自言咽下胃中常雷聲心間作微痛又復發昏胸乳之間灸瘢如碁化痰利膈等藥服之三載病亦依然其家知戴人痰藥不損來求之一涌而出雪白虫一條長五六寸有口鼻牙齒走於涎中病者忿而斷之中有白髮一莖此正與徐文伯所吐宫人髮瘕一同虫出立安

狂疾一百二十八

戴人過譙都營中飲會鄰席有一卒說出妻事戴人

問其故答曰吾婦爲室女心下有冷積如覆杯按之如水聲以熱手熨之如水聚來已十五年矣恐斷我嗣是故棄之戴人曰公勿黜也如用吾藥病可除孕可得卒從之戴人診其脉沉而遲尺脉洪大而有力非無子之候也可不踰年而孕其良人笑曰試之先以三聖散吐涎一斗心下平軟次服白朮調中湯五苓散後以四物湯和之不再月氣血合度數月而娠二子戴人常曰用吾此法無不子之婦此言豈不誣矣

積塊一百二十九

果菌劉子平妻腹中有塊如瓢十八年矣經水斷絶

諸法無措戴人令一月之内涌四次下六次所去痰約一二十桶其中不化之物有如葵菜者爛魚腸之狀涌時以水如意揃之覺病積如刮漸漸而平及積之既盡塊痕反窪如臼略無少損至是而面有童色經水既行若當年少可以有子

肥氣積一百三十

陽夏張主簿之妻病肥氣初如酒杯大發寒熱十五餘年後因性急悲感病益甚惟心下三指許無病滿腹如石片不能坐卧鍼灸匝矣徒勞力耳乃敬邀戴人而問之既至斷之曰此肥氣也得之季夏戊己日

在左脇下如覆杯久不愈令人發痻瘧痻瘧者寒熱也以瓜蒂散吐之魚腥黄涎約一二缶至夜繼用舟車丸通經散投之五更黄涎膿水相半五六行凡有積處皆覺痛後用白术散當歸散和血流經之藥如斯涌泄凡三四次而方愈

伏瘕一百三十一

汴梁曹大使女年既笄病血瘕數年太醫宜企賢以破血等藥治之不愈企賢曰除得陳州張戴人方愈一日戴承語至汴京曹大使乃邀戴人問焉戴人曰小腸遺熱於大腸爲伏瘕故結硬如塊面黄不月乃

用涌泄之法數年之疾不再旬而効女由是得聘企賢問誰治之曹大使曰張戴人企賢立使人邀之

停飲一百三十二

一婦從年少時因大哭罷痛飲氷水困卧水停心下漸發痛悶醫氏咸以爲冷積治之以温熱劑及禁食冷物一聞茶氣病輒内作如此數年燎鍼燒艾瘡孔數千十餘年後小便赤黄大便秘悶兩目加昏積水轉甚流於兩脇世謂水癖或謂支飲硇漆稜茂攻磨之藥竟施之矣食日衰積日茂上至鳩尾旁至兩脇及臍下但發之時按之如水聲心腹結硬手不可近

者月發五七次甚則欲死諸藥皆厭二十餘年求戴人發藥診其脉寸口獨沉而遲此胸中有痰先以瓜蔕散涌痰五七升不數日再越痰水及斗又數日上涌數升凡三涌三下汗如水者亦三其積皆去以流濕飲之藥調之月餘大瘥

積氣一百三十三

寄西華縣庠山東顏先生有積二十年目視物不真細字不覩當心如頑石每發痛不可忍食減肉消黑䵟滿面腰不能直因遇戴人令涌寒痰一大盂如片粉夜以舟車丸通經散下爛魚腸葵菜汁七八行病

十去三四以熱漿粥投之復去痰一盆次日又以舟車丸通經散前後約百餘行略無少困不五六日而紅點去食進目明心中空曠遂失頑石所在旬日外來謝

沉積疑胎一百三十四

脩弓杜匠其子婦年三十有孕已歲半矣每發痛則召侍媼待之以爲將産也一二日復故凡數次乃問戴人戴人診其脉濇而小斷之曰塊病也非孕也脉訣所謂濇脉如刀刮竹形主丈夫傷精女人敗血治之治法有病當瀉之先以舟車丸百餘粒後以調胃

承氣湯加當歸桃仁用河水煎乘熱投之三兩日又以舟車丸桃仁承氣湯瀉青黃膿血雜然而下每更衣以手向下推之揉之則出後三十日又用舟車丸以猪腎散佐之一二十日又以舟車丸通經如前數服病十去九俟晴明當未食時以鍼瀉三陰交穴不再旬塊已沒矣此與膈腹視五臟者復何異哉

是胎非積一百三十五

鄗王之妻病臍下積塊嘔食面黃肌瘦而不月或謂之乾血氣治之無效戴人見之曰孕也其人不信再三求治于戴人與之平藥以應其意終不肯下毒藥

後月到果胎也人問何以別之戴人曰尺脉洪大也

素問陰陽別論所謂陰搏陽別之脉

外積形

瘤一百三十六

戴人在西華衆人皆訕以爲吐瀉一日魏壽之與戴人入食肆中見一夫病一瘤正當目之上網內皆色如灰李下垂覆目之睛不能視物戴人謂壽之曰吾不待食熟立取此瘤魏未之信也戴人曰吾與爾取此瘤何如其人曰人皆不敢割戴人曰吾非用刀割別有一術焉其人從之乃引入一小室中令俛卧一

狀以繩束其肵刺乳中大出血先令以手揉其目瘤上亦刺出雀糞立平出戶壽之大驚戴人曰人之有技可盡窺乎

膠瘤一百三十七

郜城戴人之鄉也一女子未嫁年十八兩手背皆有瘤一類雞矩一類角丸腕不能釧向明望之如桃膠然夫家欲棄之戴人見之曰在手背為膠瘤在面者為粉瘤此膠瘤也以鲱鍼十字刺破按出黃膠膿三兩匙立平瘤核更不再作婚事復成非素明者不敢用此法矣

瘿一百三十八

新寨婦人年四十餘有瘿三瓣戴人令以鹹吐之三涌三汗三下瘿已半消次服化瘿之藥遂大消去夫病在上者皆宜吐亦自有消息之法耳

痔一百三十九

趙君玉常病痔鳳眼草刺蝟皮槐根貍首之類皆用之或以乾薑作末塗猪肉炙食之大便燥結不利且痛後數日因病黄大涌瀉數次不言痔作麻先生偶記而書之君玉自識戴人之後痔更不發耳

儒門事親卷之八

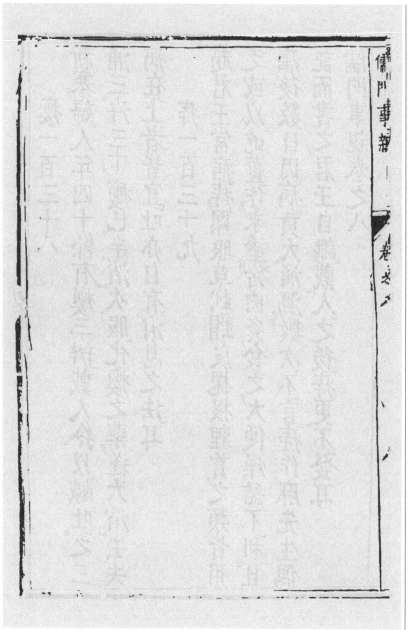

儒門事親卷之九

戴人張子和著
新安吳勉學校

雜記九門

誤中涌法　嗽

張板村鹿子春一小兒七八歲夏月病嗽羸甚戴人欲涌之子春以爲兒幼弱懼其不勝少難之一日因飲酒家人與之酒傷多乃大吐吐定而嗽止蓋酒味苦苦屬涌劑子春乃大悟戴人之言也

疥

貨生藥焦百善云有羌夫來買苦參欲治渫疥不識藥性緩急但聞人言可治濃煎一椀服之須臾大吐涎一盆三二日疥作痂矣

赤目

一小兒名德孫眼赤其[illegible]祿欲洗兒目煎成家人誤與兒飲之[illegible]乳訖立斃

感風寒

焦百善偶感風寒壯熱頭痛甚巷人點蠟茶一椀使啜之焦因熱服之訖偶思戴人語曰凡苦味皆能涌百善頭痛是病在上試以筯探之畢其痛立解

誤中寒涼　經閉

一婦人年二十餘歲病經閉不行寒熱往來欬嗽潮熱庸醫禁切無物可食一日當暑出門忽見賣涼粉者以冰水和飲大爲一个其覺神清骨健數月經水自下

下血

一男子臟毒下血當六月間熱不可堪自甘於死忽思冰蜜水猛捨性命飲一大盂痛止血住

痢

一男子病膿血惡痢痛不可忍忽見水浸甜瓜心酷

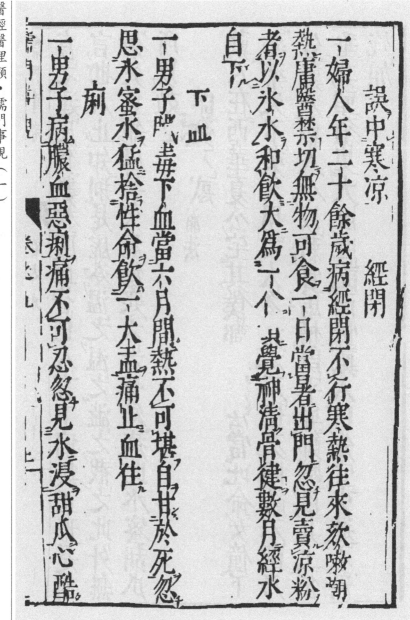

喜之連皮食數枚膿血皆已人言下痢無正形是何

言也人止知痢是虛冷溫之澁之截之此外無

術矣豈知風暑火濕燥寒六者皆爲痢此水蜜甜瓜

所以效也

飲變之惑 涌法

戴人在西華夏公宅其僕鄭 法當吐命女僮下

藥藥失不製又用之太多 泄之不出反悶亂不醒乃

告戴人戴人令以新實馬槽既平舁鄭驢卧其上倒

垂其頭須臾大吐吐訖而快戴人曰先宜少進不溢

旋加

西華一老夫病法當吐令門人欒景先下藥景先初
學其人不吐反下走二行乃告戴人戴人令取溫虀
汁飲二椀再下涌藥一錢以雞翎探之乃吐既藥行
方大吐吐訖又安戴人曰凡用吐藥先以虀汁一椀
橫截之藥既咽下待少頃其[illegible]一[illegible]終令雖口酸苦鹹
雖能吐人[illegible]損何由[illegible]
李仲安[illegible]四婦人病同日下涌劑置煖室中火兩盆
其一婦人發昏衆人皆驚戴人笑曰內火見外火故
然昇之門外使飲冰雪水立醒時正雪晴戴人曰熱
見寒則醒衆由是皆服非老手識練必不能鎮衆人

之驚也

涌嗽

楊壽之妻病嗽十餘年法當吐之一日不止以麝香湯止之一半猶不定再止之明日頗覺惡心更以人參湯止之嘗一來問戴人不顧謂戀景先曰病久嗽藥已擒病[illegible]逆解涌後調理數自乃止戴人常言涌後有快者有徐快者有反悶悶者病未盡也有反熱者不可不下也大抵三日後無不快者凡下不止者以氷水解之凡藥熱則行寒則止矣

當禁不禁　病愈後犯禁而死

孟太亨病腫既平當節食及鹽血房室等不愼病再適戴人歸家無救之者乃死

郾城董德固病勞嗽戴人曰愈後當戒房事其病愈恃其安觸禁而死死後妻生子正當病瘥之日也董初堅諱　已而彰

一宦家小兒病痢自郾頭車載至朱葛寺入門而死戴人曰有病遠行不可車載馬馱病已擾矣又以車馬動搖之是爲重擾其即死

陽夏韓氏爲犬所嚙大痛不可忍偏痒燥自庄頭載

至家二十里一夕而死時人皆不知車之誤也戴人
嘗言傷寒之後忌葷肉房事勞水腫之後禁房及油
鹽滋味等三年滑泄之後忌油膩此三者決不可不
禁也戴人嘗曰病久否閉忽得涌泄氣血冲和心腎
交媾陽事必舉宜切戒之新至犯之則病再
作恐罪於涌泄

不忌反忌　不忌口得愈

一男子病泄十餘年豆蔻阿膠訶子龍骨烏梅枯礬
皆用之矣中脘臍下三里歲歲灸之皮肉皴槁神昏
足腫泄如泔水日夜無度戴人診其兩手脈沉且微

日生也病人忽曰羊肝生可食乎戴人應聲曰羊肝止泄尤宜服病人悅而食須臾小盞許可以漿粥送之病人飲粥數口幾半升續又食羊肝生一盞許次日泄幾七分如此月餘而安此皆忌口太過之罪也戴人常曰胃爲水穀之海不可虛怯虛怯則百邪皆入矣或思葷茹[illegible]食圖引漿粥此權變之道也[illegible]病人不悅而食減久則病增損命世俗誤人矣

不可忌口

戴人常曰臟毒酒毒下血嘔血婦人三十已下血閉

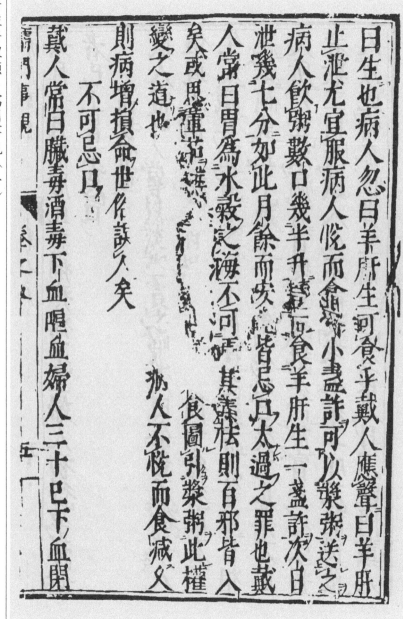

六月七月間膿血惡痢疼痛不止婦人初得孕擇食者已上皆不忌

高技常孤

戴人常曰常以我爲不覺人曰余豈不欲接人但道不同不相爲謀　問一經爲祖有平生不識其面者有一見不下顧之戲者此等雖日相親欲何說止不過求一二藥方而已矣大凡藥方前人所以立法病有百變豈可執方設於富貴之家病者數工同治戴人必不能從衆工衆工亦不能從戴人以此常孤惟書生高士推著復來日不離門戴人

又曰我之術止可以教書生必不能受醫者忽授老書生曰我是書生豈不知書書生固多許可以易慢戴人問之曰彼未嘗見病者能入死得是言君親見予治病數十人自反思矣戶數其扶搏望風取信於群醫之口也孔子曰浸潤之譖　愬不行焉可謂明也已矣

群言

或言人有病不可吐人身骨節皆有涎若吐出骨節間涎令人偏枯戴人問之曰我之藥止是吐腸胃間久積或膜肓間宿沫皆是胃膈中溢出者天下與一

理也但病有上下故用藥有逆順耳

謗三法

或言戴人汗下吐三法欲該天下之醫者非也夫古人醫法未嘗以此爲不是內經醫法皆備自有成說豈可廢後世而從上古結繩今日可廢書契而從結繩乎戴人問曰之醫之法雖多不離八卦五行刑章雖多不出五方而泥岐伯曰知其要者一言而終然則岐黃可熟方矣大抵舉綱則簡計目則繁　八代書從象派

謗峻藥

或言戴人用醫皆是中下品藥也豈可服哉戴人曰甚矣人之不讀書也本草言上藥為君中品為臣下品為佐使者所以辨其性之剛柔也內經言所謂君臣佐使者非本草中三品之謂也主治之為君次君之謂臣應臣之為佐使假如大黃能治此病則大黃為君甘遂能治此病則甘遂為君矣若專以人參黃耆治之以常誤人命也李嗣榮言京中閑人云戴人醫殺二婦遂辭太醫之職而去又有人云昔曾醫殺穎守私遁而去麻知幾初聞亦疑之乃載見戴人于穎陽觀其用藥百發百中論

議該贍應變無窮其所治之疾則不三二十年即十年或五六年應手輒愈群醫之領袖無以養生及其歸也謗言滿市皆曰戴人醫殺倉使耿四而去時倉使以病究嘗以狀見自病嗽咯血曾問戴人戴人曰而從以調養戴人已去後兩卒矣麻先生先尹背李駒醫之罪皆誣也凡余所治之病皆衆壞之證將危而後藥之死則當怨於戴人又戴人所論按據人禁其性涌露以是嫉之又戴人治病多用峻激之藥皆本未愈之間適戴人去群醫毀之曰病為戴人攻損急補之遂用相反之藥

如病愈則我藥可久服攻疾之藥可暫用哉方攻疾
豈欲常服哉疾去則止藥若欲愈疾養氣五穀五肉五
菜非上藥耶亦安在醫之更與醫者較技哉
病人負德愈後吝財[illegible][illegible]死而[illegible]
南鄉刀鑷工衛氏病風半身無汗　已再中矣戴人以
三法療之尋愈　[illegible]治此病[illegible]　余夜夢之一長鬚人
鍼余左足　十病勞三年羸瘦不
足覩諸醫技經過一月間求治顧索白金五兩戴
人治之五六日而安止酬白金三兩乃曰一道士
投我一符焚而吞之乃痊如此等人不可勝計若病

再作何以求治至有恥前言而不敢復求治療而殺
其身者此所以世之庸工當正病時以犀珠龍麝丁
沉木乳乘其急而巧取之然君子博愛賢愚亦不當
効若輩[illegible]嘗試以救焉不負[illegible]哉
同類矣[illegible]　僻口言
有扶救之功如死我則有攻[illegible]之罪明者不可不察
也麻先生常見他醫言戴人能治雜病不能治常病
能治雜病不能治傷寒他日見戴人問以傷寒事超
然獨出仲景言外之意謂余曰公慎勿殢仲景紙上
語惑殺世人余他日再讀仲景方省其旨戴人云人

常見傷寒疫氣動時輙避曰夫傷寒多變須朝夕再視若十人病已不能給況闔郡之中皆親故人乎甚之死生常在六七日之間稍不往視則變矣以此他醫咸謂之以爲不能治傷寒蓋未常窺其涯涘浪爲之訾云

儒門事親卷之九

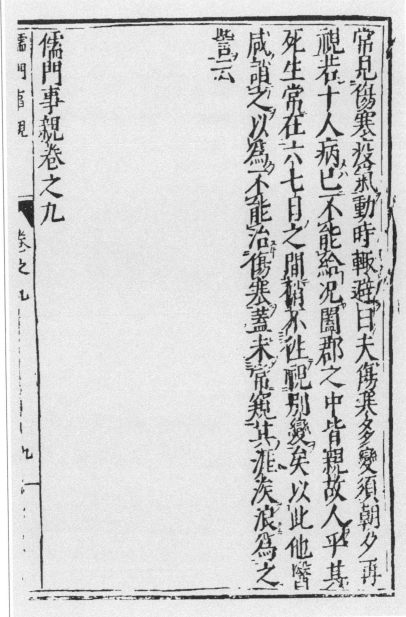